だいわ文庫

1日1分 腸もみ

真野わか

大和書房

はじめに

腸はもまれることを望んでいる

この数年で、「腸」が注目される機会が目に見えて増えました。腸LOVEの私としては、情報番組や書籍で腸が取り上げられるたびに、「ついにこの日がやってきた！」と嬉しさもひとしおです。しかし、腸が取り上げられる内容の多くは、先生と呼ばれる方たちによる内視鏡や顕微鏡を使って知りえたことばかり…。

腸がもめることや、腸もみが体に与える恩恵については、まだまだ知られていないのが現実です。特別な知識がなくても、腸をもめばいろんなことがわかり、じぶんを取り巻く問題の多くが解決できるというのに、なんとももったいないことです。

「腸をもむ＝溜めない体や心にすること」が仕事の私は、腸をもむ手があるだけです。内視鏡や医学博士の称号といった特別なものは何ひとつ持っていません。

これまでたくさんの腸をもみ、腸をもめばすごくいいことがある、という事実を腸から教わってきました。「腸をもむ人」は、腸が教えてくれた「腸をもむ」＝「溜めないじぶんになる」ことの大切さを腸の代わりに伝える役割です。

腸は言葉が話せない分、〝声なき声〟で私たちに話しかけています。〝声なき声〟は、腸の硬さや冷え、むくみ、張り、重さ、便秘、下痢、肌トラブルといった不快な症状で表現されます。

この声なき声の解決方法が「腸をもむこと」なのです。

腸はもむほどに温かく柔らかくなり、動きもよくなります。これまで溜めていた余分なものを、どんどん出せるようになります。すると、ずっと感じていた不調がウソのようになくなって、巡りのよいじぶんに変身します。

腸をもめば腸のそうじができ、溜めない体になり、理想のじぶんになれるというわけです。反対に、腸をもむ習慣がないと、腸に不要なものが溜まりやすくなり、動きは鈍く、どんどん冷えて硬くなります。ここに食べすぎやストレスが加われば、病気になりやすい人生に向かってまっしぐらです。

この病気になりやすい人生を上手に回避し、健康な腸であり続けるための行動や考え方が〝養腸〟です。〝養腸〟は〝養生〟をベースに創造した言葉で、じぶんの腸を養う（整える）考え方や方法を学び、実践していくという意味です。

本書は学術的な腸の話でもなければ、教科書的な話でもなく、研究の成果やデータに基づいた話でもありません。「腸をもむ人」が腸をひたすらもんでわかった、腸の性格や気持ち、腸との接し方、溜めないじぶんになる方法を、腸とおなじ目線でお伝えしています。

じぶんの腸を知るのに、難しい学問や専門的な知識は不要です。日々楽しく腸をもみ、腸とコミュニケーションが取れるようになれば、いろいろな不調が改善され、健康で幸せな人生の扉が開かれます。

『1日1分 腸もみ』は、溜めない腸になることの大切さと、溜まった腸になることの残念さを知ってもらい、腸もみをする方が一人でも増えることを願って書きました。最後まで読んでいただき、ごじぶんの腸のことが今までより身近に感じたり、溜めないじぶんになるきっかけとなる一冊になれば、この上なく幸せです。

目次

はじめに　腸はもまれることを望んでいる　3

1章　1日1分、腸をもんでみる

腸もみは体のトラブルを解決する　14
腸もみは心のトラブルを解決する　18
腸をもむと性格も変わる⁉　20
腸もみの効果は必ず現れる　22
実践！　1日1分からの腸もみ　24
腸もみの4つの基本姿勢　28
基本の小腸もみ　体の内側から若く、キレイになる腸もみ法　30
基本の大腸もみ　毎日のスッキリを目指す腸もみ法　32
腸もみアレンジ1　こっそりできる「腸もみ深呼吸」　34
腸もみアレンジ2　肩凝りにも効く「腸もみストレッチ」　36
腸もみアレンジ3　くつろぎながら「便秘もみ出し」　38
腸もみ体験談①　ラクラク体重5キロ減！　40

腸もみ体験談②　太れない悩みも解決！　42
腸もみ体験談③　朝までグッスリ！　44
腸もみ体験談④　肌荒れ＆月経痛も解消！　46

2章　腸ってどういうもの？

私たちは腸のおかげで生きている　50
腸には「小」と「大」がある　52
小腸―痩せるも太るも小腸しだい　54
大腸―体の生ゴミ処理工場　56
腸はビビり　58
腸の仕事は多い　66
小腸―栄養と免疫を司る真面目な門番　70
大腸―素直だけどわがままな便の職人　76
腸内細菌―腸に住む小さな大家族　82
腸内フローラ―腸内細菌の世界は花ざかり！　86
「菌活」で運命の王子様を探す　88

3章 腸がつくる『便』のはなし

溜まると、どうなる？ 92
便秘は万病のもと⁉ 94
便秘薬は「ウンの尽き」 98
ストレスは最高の排便とともに流れる 102
理想の便はどんな便？ 104
「宿便がどっさり」というウソ 106
水も飲み方で便秘の特効薬に 108
腸もみ体験談⑤　便秘薬を手放せました！ 110
腸もみ体験談⑥　腸も残業していたサラリーマン 112
腸もみ体験談⑦　コーヒーで便秘or排便 114

4章 腸にやさしい食生活

空腹は快便の特効薬 118
食べすぎは老化を招く 120

食べすぎは腸へのいじめ 124
「食財」にする食べ方・「食罪」にする食べ方 126
少食にはコツがある 128
悔い（食い）改める休暇を作る 130
和食のスゴい力 132
溜める食べ物・溜める考え方 134
食べるなら「緑」と「黒」を選ぶ 136
「調味料」こそ、こだわりを 138
善玉菌を増やす発酵食品は毎日食べる 140
幸せホルモンが出る食材 142
食品添加物の不自然な力 144
納豆は腸そうじの王道 146
納豆食の極意　その1 147
納豆食の極意　その2・その3 148
納豆食の極意　その4 149
腸もみ体験談⑧　体重も発疹も経過良好 150
腸もみ体験談⑨　便秘の原因は食べ物にも 152

5章　腸の健康は、溜めない暮らしから

溜めない暮らしが溜めない腸を作る　156
買い物―「安物買い」で失うもの　158
冷蔵庫―詰め込みすぎは究極の無駄　162
台　所―腸と排水管は似たもの同士　166
トイレ―腸からの「お便り」を受け取る場所　168
お風呂―血流をよくして溜めない体　170
気持ち―イライラ、不満、不安を溜めない　172
溜めない体になるために　174

付録　養腸食レシピ　簡単調理で腸もよろこぶ

小腹が空いたら黒豆酢　178
まな板いらずのヘルシーサンラータンスープ　179
食物繊維とビタミンチャージ　キャベツサラダ　180
何かと便利　発酵ソース2種　181

夏はさっぱり！　トマトdeヨーグルト　182
冬はほっこり！　トマトdeポカポカスープ　183
ヨーグルトの上澄みで作る自家製豆乳ヨーグルト　184
朝食にも重宝！　カスタマイズ・シリアルヨーグルト　185
溜めない体になる養腸法　186

おわりに　暗黒時代を経て　188
文庫版あとがき　腸ブームは流行を超えた　190

豆知識

腸もみで老廃物が動きだす　48
腸は全部で9つ！　90
口からオナラにご用心！　116
控えめにしたい赤・白・黄　154
玄米のチカラ×発酵のチカラ　176

1章 CHOUMOMI Chapter One

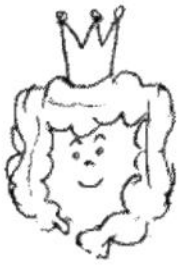

1日1分、腸をもんでみる

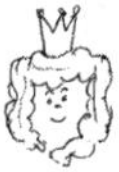

腸もみは体のトラブルを解決する

腸もみで全身を温める

二足歩行の私たちは、両手が使えるためパソコン操作や家事全般など、様々な動作や作業が可能です。やや前かがみの状態でスイカほどの重さの頭を支える時間が増えれば、首や肩、腰に大きな負担がかかり、これらに関連する筋肉が強い緊張状態になります。いわゆる〝凝《こ》り〟です。

凝った状態が続くと血液循環がわるくなり、血行不良や冷えが生じます。体の凝りはますますひどくなります。この不調を解消すべく、マッサージや整体、エステなどに通い、凝っていた場所がほぐれて体の動きがよくなったり、温かくなった経験をした方も多いことでしょう。

体の凝りと同じことが腸でも起きます。

毎日の食事や排泄のほか、外敵から身を守る免疫機能などの仕事を一手に請け負う腸は、生まれてからこの世を去る日までずっと働きっぱなしです。24時間年中無休（無給）で働き続けるのですから、腸だって疲労します。くたびれた腸になると動きが鈍く硬くなるため、体の凝りのような血行不良や冷えが生じてくるのです。

腸全体の長さは6メートル以上、小腸だけでテニスコート1面以上の表面積です（小腸は体に入ってきた食べ物の栄養素を効率よく吸収するために広い表面積を持っています）。長くて広い面積を持つ腸が動くには、ほかの臓器よりもたくさんの血液が必要です。腸が疲労して凝ると、腸の血液循環がわるくなるため、腸自身の冷えに加え、全身まで冷えてしまいます。

この腸の凝りと血行不良、冷えの問題を一度に解決できる方法が「じぶんで腸をもむ」ことです。腸をもんで血液循環がよくなれば、全身の血行促進につながり、お腹はもちろんのこと、全身がポカポカしてきます。

腸をもむ＝血行がよくなる＝全身が温かくなる

腸をもめば全身も温まるのですから、まさに一石二鳥（腸）です。

日々働き続け、くたびれて冷えた腸が求めているのは、攻撃的な刺激より、イソップ寓話の「北風と太陽」に登場する太陽のような、無理強いしないもみ方です（腸はビビりなのです）。

小腸は食事をした回数だけ、大腸は排泄した回数だけせっせと仕事をしています。毎日休むことなく働き、くたびれた腸をケアできる最も身近な存在は、ほかの誰でもなく私たち自身です。

冷えて硬くなった腸を心地いい感覚でもめば、リラックスと血行が促進され、腸も全身も温まります。腸は温かい（＝柔らかい）ほうが動きがよく、消化と吸収、排泄といった本来の仕事をスムーズに行うようになります。温かくなった腸は免疫力も高まります。

結果として、

- □**便秘や下痢の改善、緩和、解消**
- □**体温が上昇し代謝がアップする**
- □**疲れにくくなる**
- □**ファンデーションいらずのキレイな肌になる**
- □**眠りの質がよくなる**
- □**頭痛や肩凝り、腰痛の軽減**

□月経不順や月経痛、不妊、更年期障害の緩和や改善、解消
□倦怠感がなくなる
□口臭、体臭の抑制
□花粉症をはじめとするアレルギー症状の緩和
□痩せたい人は体重が落ち、太りたい人は体重が増える

のような体にいい影響や恩恵が現れてきます。

この中にはすぐに効果を実感できるものもあれば、時間をかけて感じられるものもあります。「腸をもめばすべてが解決する!」とは断言しませんが、「腸はもまれることを望み、腸をもむほど、健康や幸せが近づいてくる」ということは自信を持ってお伝えできます。

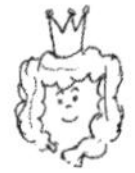

腸もみは心のトラブルを解決する

リラックス効果で過食をストップ

腸もみは心にもいい影響があります。呼吸に合わせて腸をもむと、穏やかでなんとも幸せな気持ちになれるのです。腸をもむと、血行がよくなりリラックスできるのですが、この「リラックスすること」が幸せな気持ちになるカギとなります。

私たちはリラックスすると、脳から「セロトニン」という神経伝達物質が出やすくなります。セロトニンは別名「幸せホルモン」と呼ばれる精神面に大きな影響を与える物質です。**セロトニンが脳から放出されると、心の調和がとれて気持ちが安定し、穏やかでやさしい感情に包まれる**ことがわかっています。

腸もみによるリラックスは、幸せな気持ちを実感しやすく、ネガティブな思考や発想、ストレス状態を遠ざけてくれます。腸をもんでイライラやストレスが減れば、ストレスによる過食は自然と減ります。腸をもむことは、体と心の双方にいい影響があるのです。

逆に腸もみをしないと、リラックスする時間が減り、脳ではセロトニンが不足する事態となります。そうなれば精神のバランスは乱れ、意味もなく緊張したり、落ち込んだり、クヨクヨ、イライラ、他人への八つ当たりなど、マイナスの感情や行動にスイッチが入りやすくなってしまいます。

ストレス過多の状態が続けば、過食や食欲不振、便秘、激太り、食べたものを体内で処理しきれず下痢をするケースも出てきます。リラックスできず、心が安定しないその先には、じぶんと周囲の人のアンハッピーな未来が待っています。

腸もみを実践している方たちは、「続けるうちにイライラが減り、家族に八つ当たりしなくなりました」「腸もみをする前より、落ち込まなくなりました」「腸をもんで気持ちが満たされるのか、衝動的に食べたいと思うことが減りました」と、リラックスすることで得られるプラスの変化を実感しています。

サロンで腸もみを受けたお客さまの中には「気持ちが穏やかになっただけでなく、顔の表情もやさしくなって、びっくりしました。腸をもんでもらっただけなのに……」とご自身の変化に驚かれる方も少なくありません。腸をもむと腸以外の面でもいい変化が現れ、毎日がより楽しく過ごせるようになるのです。

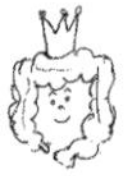

腸をもむと性格も変わる!?

腸はヒトをあらわす

日頃、腸を通じてたくさんのお客さまとお会いし、腸のケアをしているうちに、
腸＝そのヒト自身
と感じる瞬間が多いことに気づきました。腸と宿主（腸の持ち主）の性格は、相通ずるものがあるのです。

例えば、仕事をきちんと全うする気持ちや意志、責任感が強い方、経験が豊富で有能と言われる方、真面目で几帳面な方、じぶんの弱さを他人に見せたくない秘密主義の方たちは、腸全体が硬く便秘しやすい傾向にあります。

意志の強い方は周囲からの信頼も厚く、周りにいると心強い存在です。しかし、場合によっては頑固と思われてしまうこともあります。責任感の強さが「じぶんが頑張れば」「じぶんがガマンすれば」という想いに変化し、一人で何でも背負い込んでしまう傾向にあるようです。誰かに助けを求めたり、知恵を借りたり、他人に任せることができれば違うのですが、それができないがために、どうにも身動きが取れない状況に陥ってしまいます。

つい頑張りすぎてしまう性格の方の腸はたいてい頑固＝硬いのです（頑張ると頑固はともに〝頑〟の字が使われているのでありうる話です）。じぶんの意志を通そうと頑なになり「こだわり」が強すぎてしまうと、腸の「こわばり」も強くなります。こわばって硬くなった腸は動きが鈍く、便秘がちになります。

興味深いのは、頑固な性格の方の腸をもみ、腸が柔らかくなると、性格や顔つきもどんどん柔らかく穏やかになっていくことです。お客さまたち自身も、腸だけでなく考え方にも柔軟性が出て、腸もみ以前より気持ちが軽く楽になり、「まぁ、いいか」と思えることが増えたと実感しています。

じぶんの性格は変えようとしてもすぐに変わるものではありませんが、腸が変わると、性格も自然といい方向に変化するようです。「腸＝じぶん自身」と強く感じるのは、こういう経験を何度もしていることが背景にあります。

じぶんの性格をなんとかしたいと思ったら、腸をもんでみることから始めてもよいかもしれませんね。

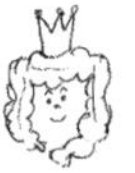

腸もみの効果は必ず現れる

キレイな腸は全身をキレイにしてくれる

溜めない体になるには、じぶんの腸とどう付き合っていくのがよいのでしょう。最初のステップとして、じぶんのお腹を観察し、手をあて、さすり、なでることから始めてみましょう。溜めない腸になるには、腸の小さな変化に気づけるじぶんになる必要があります。といっても、難しい知識や特別な才能、訓練の必要はありません。じぶんの肌の変化に気づける方なら、腸の変化にも必ず気づくことができます。そのために、お肌のチェックと同じように、日々腸のことを見たり、触れる習慣をつけてほしいのです。

腸はじぶん自身を映し出す鏡のような存在です。日々の生活習慣や食事、考え方のクセなどの積み重ねが、じぶんのボディラインや腸の動き、硬さとして体の内外に現れます。腸を知るということは、じぶんを知ることとイコールです。

「腸を知る」ために行う、最も簡単で有効な方法が、じぶんのお腹を「見る」「触れる」そして「もむ」ことであり、これらを「続ける」ことで腸の変化に気づけるようになります。

特に「腸をもむ」心地よさは、繰り返し行うことでわかってきます。腸をもむと心地よく楽しくなるから、無理せず続けられ、続けられるから変化に気づけるのです。体にある臓器のうち、じぶんでもむことのできる臓器は腸だけですから、もまない手はありません。

腸はもむほどに柔らかく温かく血行がよくなります。すると、腸壁《ちょうへき》に滞留《たいりゅう》したり、こびりついた汚れが取れてキレイになります。さらには、心地よさから深いリラックスもできてしまいます。腸もみは、一挙両得どころか一挙三得です。

腸から送り出された血液は、胃や腸などの消化器系に存在する血管「門脈《もんみゃく》」を経由して肝臓に入り、肝臓から心臓や肺、全身へと巡ります。キレイな腸になると、全身もキレイになるのです。反対に、腸に汚れを溜めてしまうと、老廃物の多い汚れたドロドロとした血液が全身を巡ることになり、ほかの各臓器や全身はみるみるくたびれ果てていくことになります。

溜めない腸、キレイな腸は私たちの健やかさと美しさを約束してくれます。じぶんでできる腸もみを覚えて実践し、溜めない体を手に入れましょう。

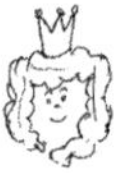

実践！　1日1分からの腸もみ

用意するものはじぶんの手だけ

じぶんの手でじぶんの腸をもむ「腸もみ」は、特別な道具や場所が要りません。じぶんが心地よいと感じる感覚を何よりも大切にし、「無理をしない」のがルールです。

腸もみを実践する前に、楽しく続けるコツやポイントをご紹介します。

時間

起床時、就寝時、食間、入浴中、入浴後などがオススメ。

食後1時間くらいは外して行います。

継続と回数

短い時間でいいので毎日続けましょう。回数は1日に何回もんでもかまいません。

気分

毎日の継続が基本ですが、気分が乗らないときはお休みします（腸もみがストレスとなっては逆効果です)。

服装

締めつけ感の少ない服装で。

外で行うときは、お腹まわりがリラックスしやすいよう、ベルトやボタンなどをゆるめられるとよりいいでしょう。

リズム

呼吸に合わせたゆっくりリズム。

スローテンポな曲を頭に思い浮かべるのもよいでしょう。

Ex「ぞうさん」「さくら」「ふるさと」「荒城の月」「大きな古時計」

コツ

息を吐くときに押し、自然と息が入るタイミングで手の力を抜きます。

強さ

心地いい(〜痛気持ちいい)と感じる強さ。

グイグイ押したり、痛みだけを感じる強さはもみ(押し)すぎです。

3つの「あ」で腸美人を手に入れる

初めてじぶんの腸をもむ場合、最初の数日間は腸をもむ感覚やコツがつかみづらい、わかりにくいと感じるかもしれませんが、心配ありません。ふだんからお腹を触る習慣のある人、腸のことを意識している人、イメージ上手な人、勘のいい人たちは、腸もみの「心地いい感覚」がすぐにわかりますが、お腹への意識が薄い方の場合、じぶんが嫌じゃない、不快じゃないと感じればじゅうぶんです。

なんとなく「こんな感じかな」という感覚からスタートし、3日、1週間、2週間、1ヶ月……と続けるうちに感覚がつかめるようになります。最初から完璧を目指したり、頭で考え込んだりせず、「今日はどんな風に感じられるかな？」と、もむこと自体をワクワク楽しみましょう。

腸もみをするときは、3つの〝あ〟を意識して実践します。

3つの〝あ〟とは「あきず」「あせらず」「あきらかに」です。

腸もみは心地よくてリラックスできるので、思わず毎日続けたくなるセルフケアです。「がんばらない、だから続けられる」のゆるい気持ちで行います。

腸を一度にたくさんもんだからといって、急激に変化するものではありません。

一度の腸もみで「すべてを変える、結果を出す！」のようなやる気に満ち溢れた意気込みは不要です（腸がプレッシャーを感じてビビってしまいます）。腸もみはシンプルなので続けられます。「あきず」「あせらず」続ければ、結果は自然とついてきます。

じぶんの腸が硬く緊張していたら、それは今までの生活習慣や食事、運動、ストレスなどの積み重ねによって生じたものです。腸が硬い原因がどこにあるのかを知らないまま腸をもんでもいいのですが、それだと柔らかい腸になるまでに時間がかかることがあります。腸をもむときは、硬くなっている原因がじぶんのどこにあるのかを究明（あきらかに）する気持ちも時々は持つようにしましょう。

やってはいけない人

妊娠中、産前産後、妊娠の可能性がある方は腸もみを控えてください。また、不安な気持ちのまま腸をもむとリラックスしづらく、ほぐれにくくなります。病気、療養中の方でじぶんの腸をもむことに抵抗感や不安がある場合は、かかりつけ医に相談の上行ってください。

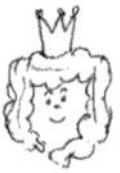

腸もみの4つの基本姿勢

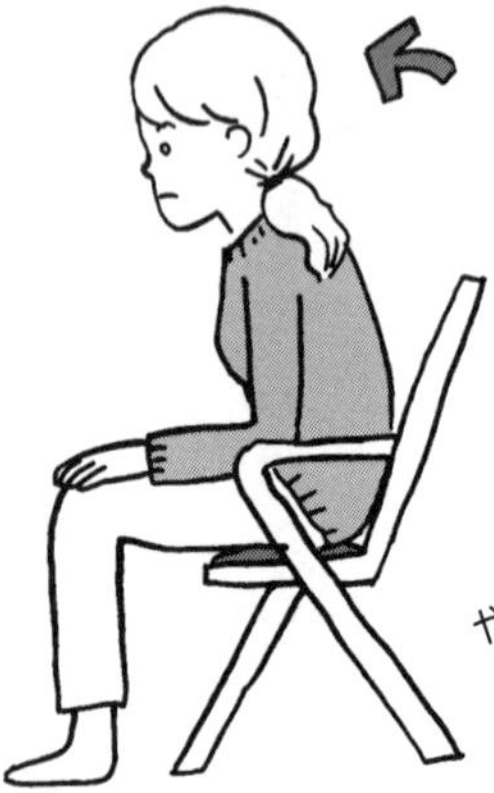

基本姿勢

その1

椅子に座って①

椅子やソファーに
深めに腰を掛け、
背中を少し丸めて
やや前かがみで行います。

基本姿勢

その2

椅子に座って②

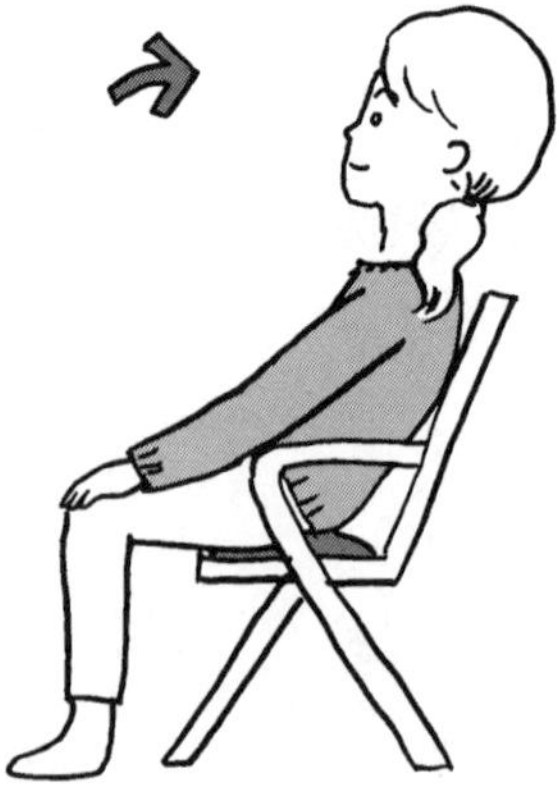

椅子やソファーに
浅めに座り、背もたれに
もたれかかって行います。

基本姿勢

その3

寝ころんで

仰向けに寝て膝を立てた姿勢で
（起床時や就寝時など）布団の中でできます。

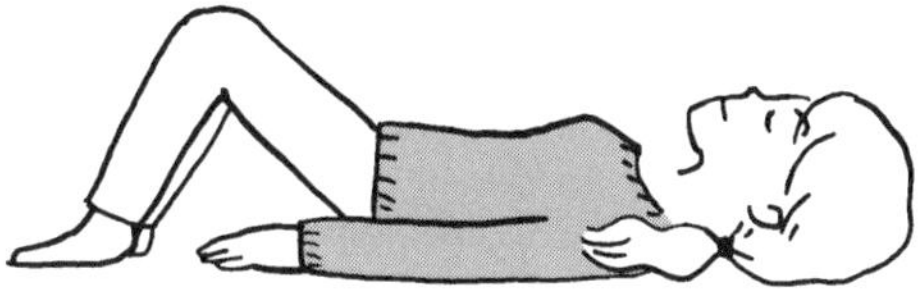

基本姿勢

その4

お風呂の中で

湯船の中で膝を
少し立てて行います。

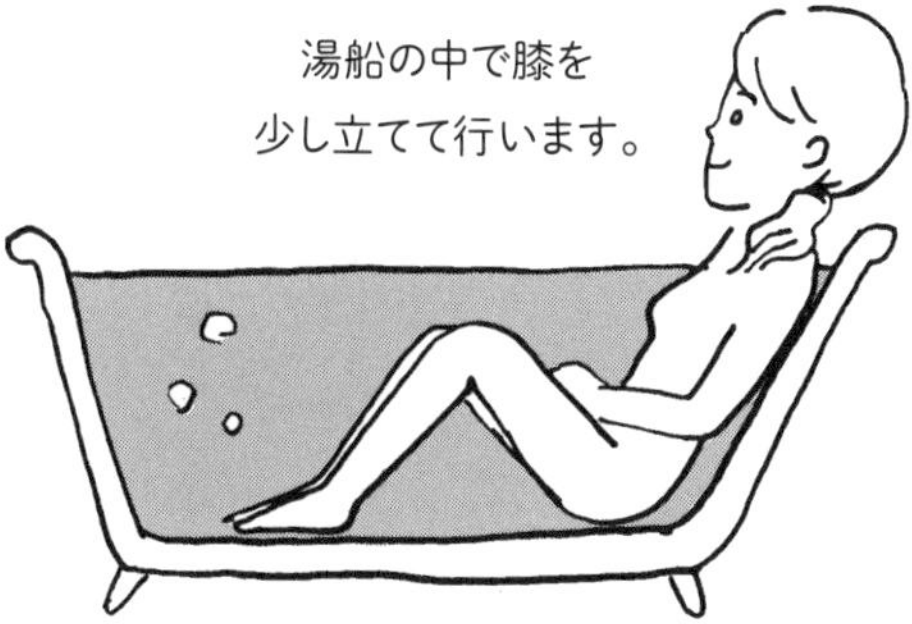

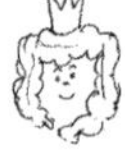

基本の小腸もみ　効果：ダイエット、美肌、冷え性、腰痛改善

体の内側から若く、キレイになる腸もみ法

おへその上あたりに両手を重ねて置きます。どちらの手を上に置いても構いません。お腹の真ん中あたりを手のひら全体で包み込むようなイメージです。

両手のひらでお腹を包み込んだ状態のまま、手の位置を変えずに手首を使って時計回りにぐるーん、ぐるーんとゆっくり回転させます。10〜20周を1セットとし、好きなだけ行います。息を止めず、手に力を入れすぎないようにするのがポイントです。

自然な呼吸で行うと、腸が動いた合図として、キュルル、ギュル〜と返事をすることもあります。

ゆっくりとしたリズムで動かすのがポイントですが、その目安の楽曲として「ぞうさん」「さくら」「ふるさと」「荒城の月」「大きな古時計」などをイメージするのもいいでしょう。

感覚チェック

手のひらをお腹にピタッと密着した状態で回転させたとき、お腹に痛みや苦しさ、圧迫感を感じず、不快感がなく回転できていればＯＫです。

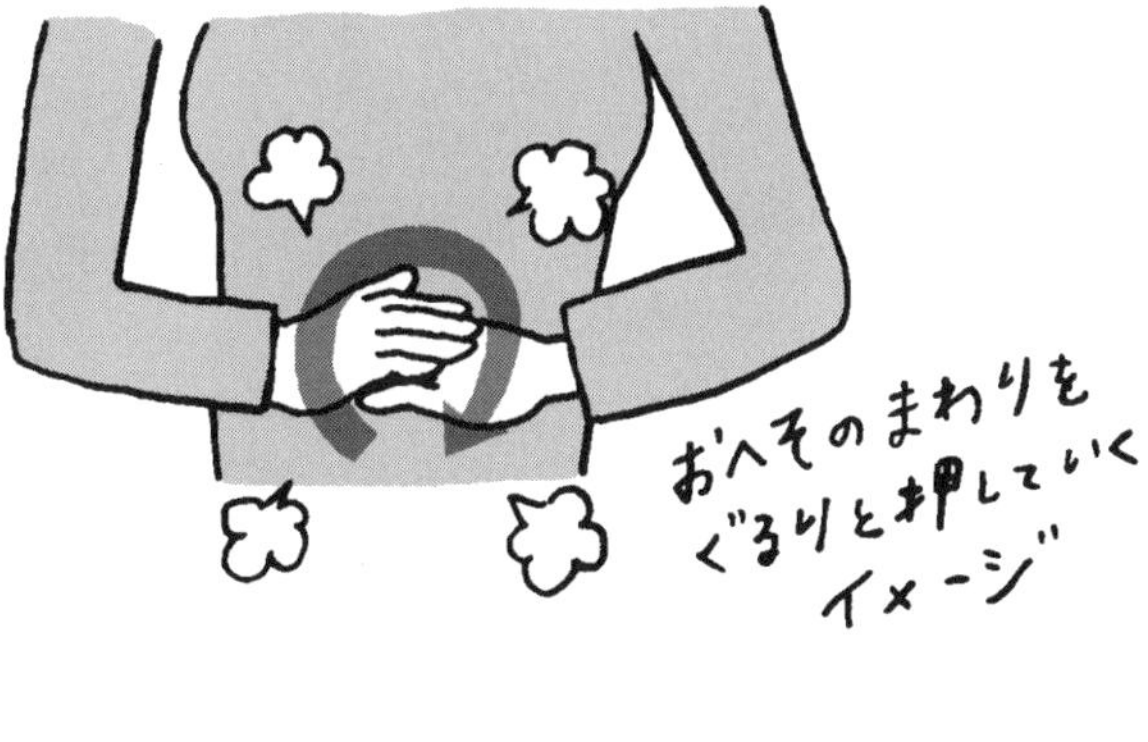
おへそのまわりを
ぐるりと押していく
イメージ

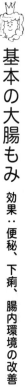

基本の大腸もみ

効果：便秘、下痢、腸内環境の改善

毎日のスッキリを目指す腸もみ法

利き手を下にして、人差し指、中指、薬指の3本の指の腹（第一関節）が重なるよう手を合わせます。指の重なった部分を使って5ヶ所、呼吸のリズムで押しもみます。5ヶ所で1セットとし、好きなだけ行います。

下痢気味の方は1〜2ヶ所目、便秘がちの方は4〜5ヶ所目あたりに痛みを感じる場合があり、お腹が張って苦しい場合は、5ヶ所すべての場所で痛みや反発するような感覚が出たりします。何度か繰り返し腸を押しもんでみて、痛みの場所や感じ方が変われば、腸もみが効いています。痛みが変わらないときや痛みが強くなったら、無理をせず深い呼吸とともに両手のひらでお腹全体を時計回りに、やさしくゆっくりとさすりなでるだけにします。

5ヶ所目の左骨盤の内側（S状結腸）は、1〜4ヶ所目よりもややしっかりめに、クルクルと小さな円を描きながら刺激するのがポイントです。

感覚チェック

どこを押しても痛みがある場合、全体的に押しすぎの傾向です。心地いい強さになるまで加減して行いましょう。反対に強く押しても痛みがない場所は、もう少し刺激を強くしてもだいじょうぶです。

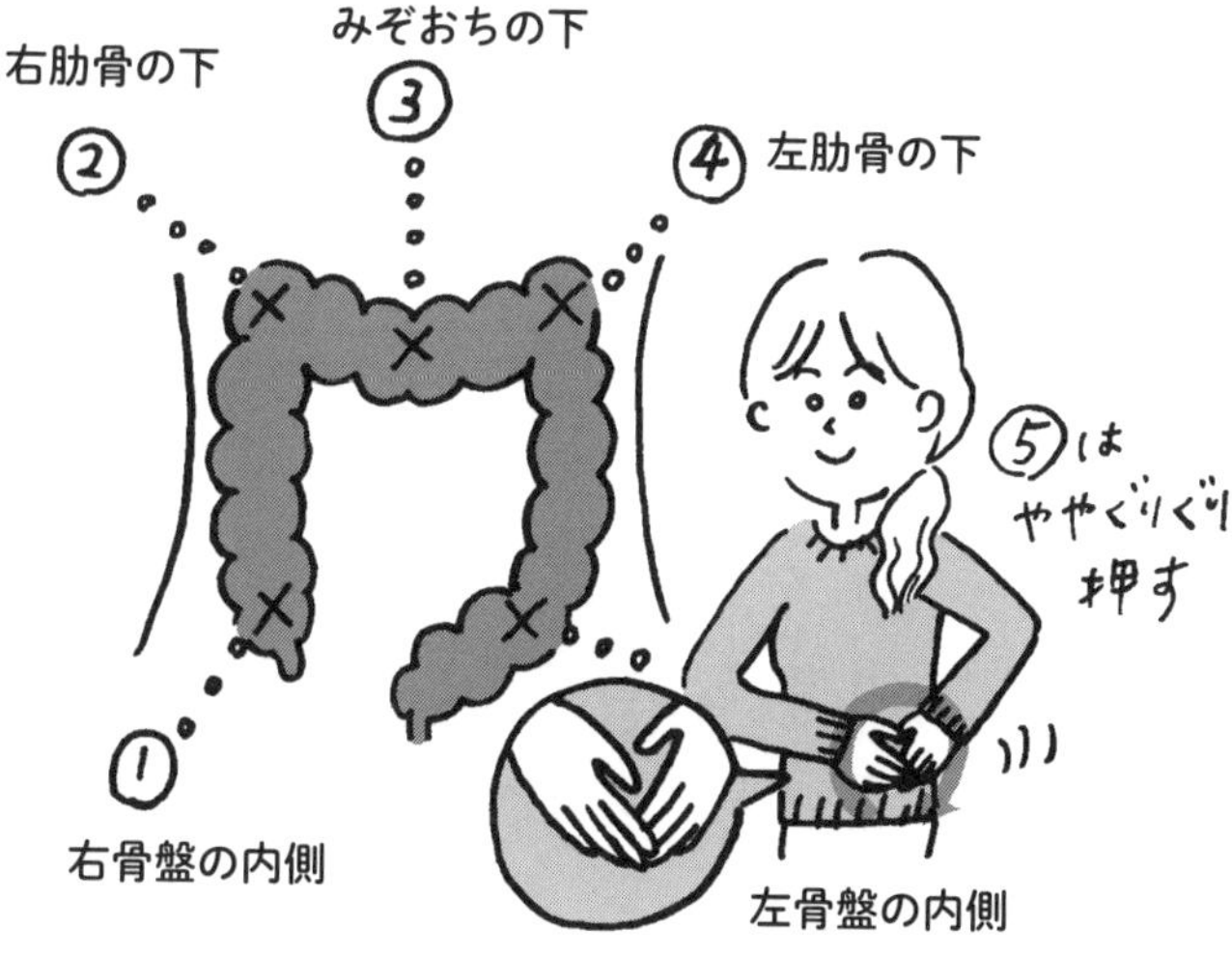

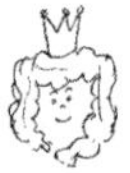

腸もみアレンジ1

こっそりできる「腸もみ深呼吸」

呼吸を司《つかさど》る筋肉（横隔膜＝焼肉の部位ならハラミ）が上下に動くと、手でもまなくても腸を動かすことができます。深い呼吸で行う腸もみ呼吸法で、腸を動かしてみましょう。

腸もみ呼吸法はゆっくり息を吐く（吐ききる）のが最大のポイントです。タイミングは起床時や就寝前、ちょっと一息つきたいときなど。椅子に座ってても、立ったままでもできるので、電車待ち、信号待ち、ヒト待ち、行列待ちなど、いつでもどこでもできる上、他人に気づかれにくいというメリットもあります。

小腸もみ（30ページ）や大腸もみ（32ページ）とセットで行うのもオススメです。

①と②をワンセットで10～20回繰り返します。

上達のコツ

手でお腹を押さえながら、息を吐ききるのが大切です。息を吐ききると自然に息を吸うことができます。お腹と背中がくっつくようなイメージでお腹を凹ませましょう。

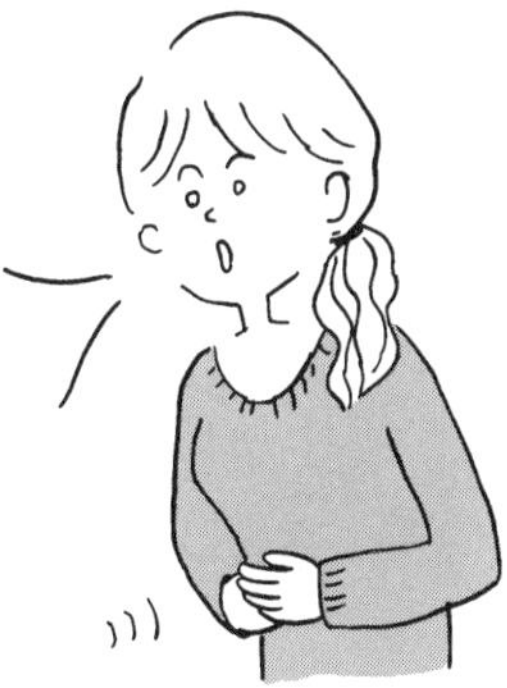

① じぶんのお腹に両手をあてて、鼻または口から息を吐き出す（6～10秒かけて）

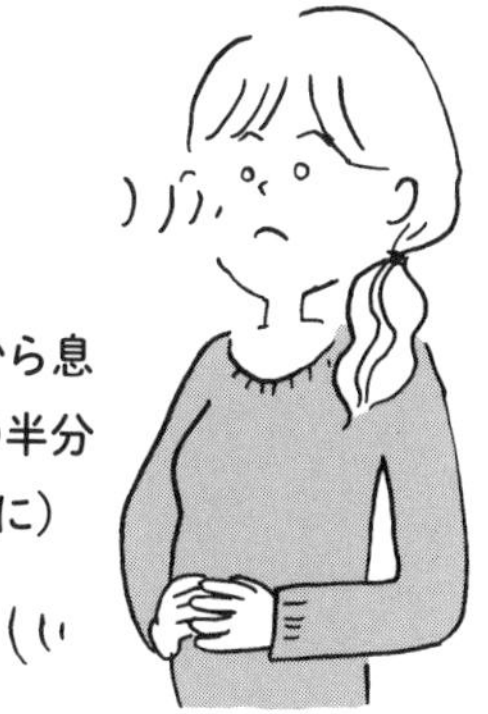

② 息を吐ききったら鼻から息を吸う（息を吐くときの半分の長さの3～5秒を目安に）

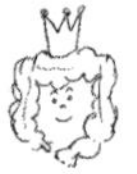

腸もみアレンジ2

肩凝りにも効く「腸もみストレッチ」

「腸もみ深呼吸」（34ページ）に腕の動きをつけてお腹と肩まわりを同時にほぐす、肩凝り解消の腸もみストレッチです。

「腸もみ深呼吸」がスムーズにできるようになったら、この方法にもチャレンジしてみてください。慣れると、腸もみだけでなく、肩凝り、背中のこわばりも同時にほぐすことができ、大変重宝するもみ方です。

肩甲骨を思いっきり開くイメージで、同時にお腹がペタンコになるくらいまで凹ませて息を吐くのがポイントです。腕の曲げ伸ばしのときは、腕を水平にし、肩の高さがあまり上下しないようにします。

①と②をワンセットで5～10回を目安に行います。

上達のコツ

息を吐くときに、おへそを見るようにして背中を丸め、思いきりお腹を凹ませましょう。腕を前に出すときは、肩から押し出し肩甲骨を開きます。

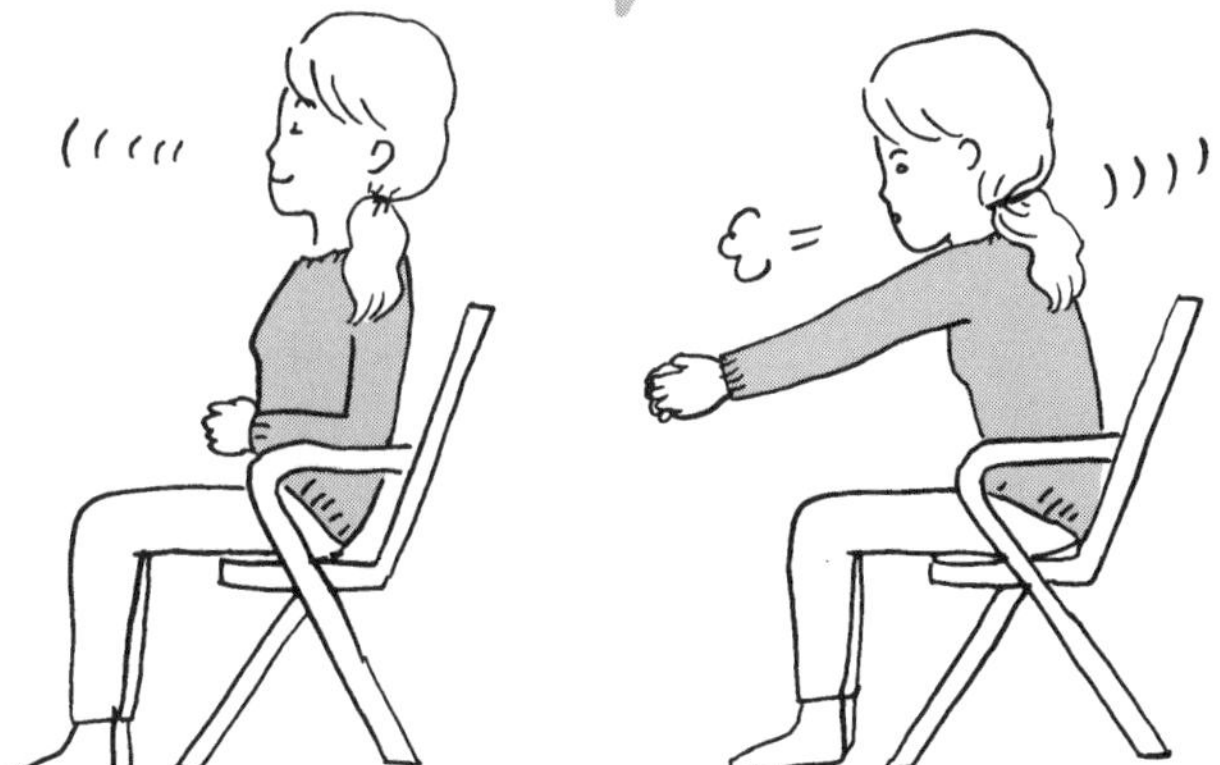

① 座った状態でみぞおちの前あたりで手を組み、6〜10秒かけて息を吐きながら腕を前に伸ばし、背中を丸める。

② 吐ききった息が自然と入るタイミングで組んだ手と背中を最初の位置に戻す。3〜5秒を目安に息を吸う。

腸もみアレンジ3

くつろぎながら「便秘もみ出し」

右側を下にして横になり、左足をまげて膝を床につけます。右足は伸ばしても、まげてもかまいません。くつろぎながらできる楽ちん腸もみです。

左手で左骨盤の内側をつかむようにして、便が溜まるS状結腸を握るようにもみます。

左下腹部を触ると硬い、または鈍い痛みを感じる、いわゆる「ふんづまり」のときに効果的です。ふだんから水分をあまり摂らない人や便意があってもガマンしてしまう人は、S状結腸（33ページ図⑤の場所）に便が溜まって固くなり、出にくい傾向があるので、日頃から取り入れるようにしましょう。

もんで痛みを感じるときは、さする程度の強さでかまいません。回数の制限はありませんが、繰り返すうちに少しずつ腸が柔らかくなってゆきます。

呼吸を止めずに、硬いと感じる場所をていねいに、気合いを入れずにもむのがポイントです。

感覚チェック

痛みを感じるくらいまで、強く握らないようにします。強くもみすぎるのは逆効果です。心地いい～痛気持ちいい強さで、ゆっくり行います。

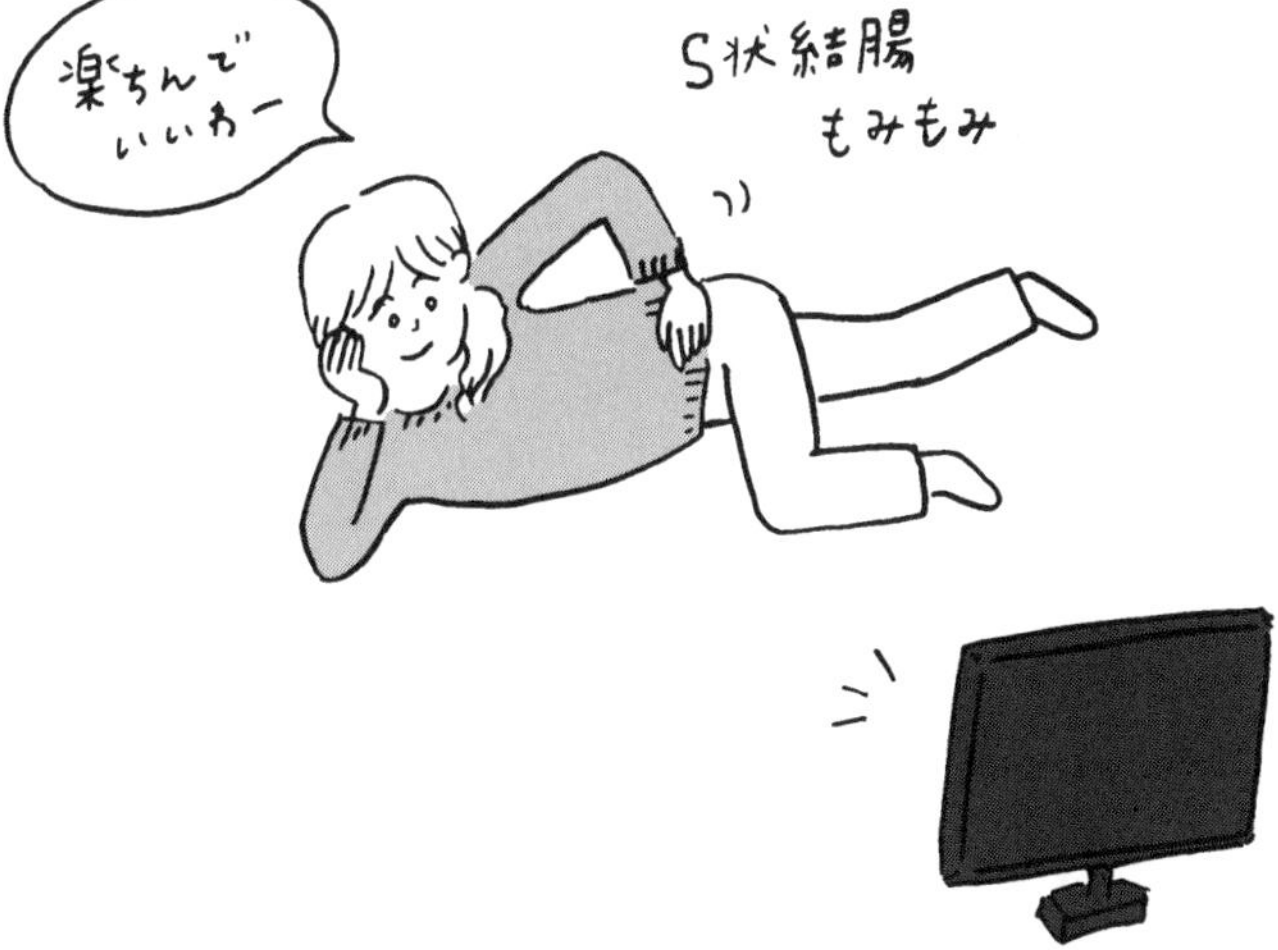

CHOUMOMI-Taikendan

腸もみ体験談 1

30代・H様

ラクラク体重5キロ減！

体がしなやかに、動きも軽やかに

30代のH様は、人気と実力を兼ね備えたパーソナルトレーナー。ファンも多く、H様の一挙手一投足は、スポーツクラブの会員さんや同僚のトレーナー仲間から常にチェックされています。しかし、この常に見られる緊張感がH様にとって強いストレスとなり、毎日体を動かしていても便秘をする日々が続くようになりました。

便秘解消に食が影響しているとわかっていても、食事を作る時間がなく、出来合いの惣菜やお弁当で済ませることもしばしば。そこへストレスによる暴飲暴食が加わり、便秘の解消どころか体重が増加、この状況をなんとか脱しようと、私のサロンに辿《たど》り着いたそうです。

H様の腸をもんでみると、お腹と腰がカチカチ状態です。腸が硬くお腹まわりの血液循環がよくないために腰の筋肉まで硬くなり、本人の自覚以上に動きづらく疲れの溜まりやすい体になっていました。体を動かす仕事で、腸の硬さはパフォーマンスの低下に直結します。H様には定期的なメンテナンスに加え、じぶんでできる腸もみを覚えてもらい、食事の面では、朝食にヨーグルト・シリアル・きな粉、夕食のおかずに納豆を加えるなど、手間や時間をかけずにできる食事の改善をアドバイスしました。

腸のケアを続けること3ヶ月弱、H様は5キロ（49→44キロ）の減量に成功しました。しかも、体脂肪は減っても筋肉量は変わらないままのマイナス5キロです。無理なダイエットではないため、リバウンドもありません。「便通の改善だけでなく、腰まわりが軽くなって体の動きもスムーズになりました。腸もみはインナーマッスル（深層の筋肉）もほぐれるんですね。すごいです！」と腸の変化が体に与える影響を強く実感されていました。ふだん厳しい指摘が多い同僚からも「最近体型が変わりましたね。全体的に細くなったし、動きがすごくキレイでしたよ！」と絶賛されたり、クラブの会員さんからも「短期間でどうやって痩せたんですか？」と質問攻めにあったそうです。腸をもむことの大切さを実感して継続した結果、嬉しいことばかりが起きたH様を見て、私もじぶんのこと以上に嬉しくなりました。

50代・K様

太れない悩みも解決！

体に必要な栄養分をしっかり吸収

世の中には、太りたいのに太れないと悩んでいる方もいます。なかなか痩せない方からすると、うらやましい話ですが、現実には太れないほうが深刻です。

50代のK様も太れないと悩んでいた一人です。太りたい一心で一所懸命食べると、胃がもたれて食欲不振となり、かえって体重が減ってしまったり、食べた物がうまく吸収できずに下痢をして、さらに痩せてしまったり。太りたいのに太れないストレス、食べたらまた胃もたれや下痢をするかもしれないという恐怖心から、太るどころか、これ以上痩せないよう、必死で毎日を過ごしていました。

K様の場合、「太りたい」という強すぎる欲求と、じぶんの思い通りに動かない腸に対する責めるような想いが、腸の動きを抑制している可能性があると感じました。そこで、K様には次のように話した上で腸もみを受けてもらうことにしました。「じぶんの胃や腸の許容範囲内で食べましょう。じぶんの腸と他人の腸を比較する必要はありません。また、今の腸の状態を責めないでください。太れなくて辛い、苦しいと感じているときは、K様の腸も同じように辛くて苦しい想いをしています」

実際、K様の腸（特に小腸）はカチカチで身動きが取れない状態でした。これでは栄養分を吸収できません。やさしく丁寧にもんだ後の腸はいくぶん柔らかさを取り戻し、K様の顔色もよく、リラックスされた様子が窺えました。腸がゆるむ心地よさを実感し、じぶんでできる腸もみも覚えてくださいました。続けることと1ヶ月、K様から「体重が1キロ増えました！　腸もみは心地いいのでこの調子で続けてみます」という喜びに満ちたお電話を頂戴しました。

おそらく、太りたいという想いが強すぎてストレスを感じていた腸が、やさしくもまれて少しずつ動けるようになり、体に必要な栄養分を吸収できる状態になっていったのでしょう。

食べすぎで小腸内に食べ物が滞り、栄養分をどんどん吸収して太る方がいる一方で、ストレスで小腸の動きがわるくなり、吸収しづらくなって太れない方もいます。太る・痩せるのどちらも腸の動きがよくないことで起きるのですから、なんとも不思議な臓器です。

CHOUMOMI-Taikendan

腸もみ体験談3

60代・T様

朝までグッスリ！

腸も心もリラックス

2週間に一度のペースで来店する60代のT様は、小さな物音でも目が覚めてしまうほど繊細で、眠れないときは睡眠導入剤を飲んでいます。持病の薬の副作用による慢性的な便秘に困っていました。便秘には適度な運動がよいのですが、膝に痛みがあるため、1時間程度の散歩を週2～3回行うのが精いっぱいです。

生活習慣はそのままに、腸もみを定期的に受けるようになってから、T様の便秘は劇的に改善。加えて、腸もみの心地よさで腸だけでなく気持ちもリラックスできたのか、過度な緊張感が減ったそうです。「腸もみを受ける習慣ができてから、お通じはもちろん、毎晩飲んでいた睡眠導入剤を飲まなくても朝までグッスリ眠れる日が増えました。思い出したときだけですが、じぶんでもお腹をもんでいます。こちらで腸もみを受けた後は汗をうっすらかくほど体がポカポカします。以前は足がよくつっていたのですが、それもなくなりました」と心身へのいい影響を強く実感されています。

T様に限らず、腸もみの施術中に心地よさそうに眠る方はたくさんおいでです。これは、腸もみの心地よさによって、深くリラックスできたためです（反対に、緊張や興奮が強いと、リラックスできず、眠りが浅くなったり、なかなか寝つけなかったりします。質のよい睡眠のためにも強すぎる腸もみはNGです）。

腸は自律神経のうちの副交感神経（リラックスに関わる神経）が優位のときに本来の働きをします。リラックスすれば腸は動き、腸が動けばリラックスできるという相関関係があるのです。腸をもまれる心地よさがリラックスを促し、いい睡眠へのスイッチが入ります。質のよい睡眠と、腸をもむこと、リラックスすることは切っても切れない関係なので、腸もみのタイミングとして就寝前が適しているのは理に適っています。

人にしてもらう腸もみにしても、じぶんの手でもむ腸もみにしても、「腸をもむ」ことは、便秘や下痢の解消だけでなく、質のよい睡眠にも影響を与えます（ほかにもいい影響はたくさんあります）。腸もみは、副作用のない「百利あって一害なし」の究極のリラックス&健康法であると言えますね。

CHOUMOMI-Taikendan

腸もみ体験談 4

30代・Y様

肌荒れ&月経痛も解消!

体の不調は「腸冷え」から

ある日、はるばる九州から腸もみを受けにおいでになったのは、肌荒れに冷え性、便秘、月経痛、腰痛で悩む30代のY様でした。Y様は緊張しやすくリラックスするのが苦手とのことで、常に肩に力が入り、呼吸は浅く、深呼吸をしたくてもできない状態でした。

Y様の腸をもんでみると、小腸がとても硬く冷えていました。硬く冷えた小腸は動きが鈍くなり、食べ物のカスや老廃物といった不要な物が小腸の壁に残りやすくなります。不要物が腸管内に滞留すれば、腸壁から吸収され、血管を通じて全身をかけ巡ります。肌荒れの原因は便秘のせいと思われがちですが、小腸の動きがわるく、老廃物が溜まっていることでも引き起こされます。

また、小腸の冷えは、その周りを取り囲む大腸の冷えにもつながります。大腸だけではありません。小腸の奥(下)にある子宮や卵巣も冷えてしまいます。小腸の冷えは小腸に留まらず、臓器全体、最終的には全身の冷えへと広がりを見せるのです。

施術後、腸の動きがよくなり、全身の血行も促進されて体が内側から温まり、Y様は久しぶりに深くリラックスできたそうです。このことからY様の数々の不調は過度な緊張による小腸の冷えが原因ではないか、との結論に至りました。このまま腸もみを継続してほしかったのですが、お住まいが九州ですと頻繁に東京まで足を運んでいただくこともできません。そこで、施術を受けたときの心地よさをイメージしながら、じぶん流でいいので腸をもむ習慣を取り入れてほしいとお伝えしてお別れしました。

数日後、Y様から「横になると無意識に腸をもんでいます。そのとき腰も一緒にもむと、1時間もしないうちに便が出ます。毎月のように悩まされていた月経痛も、腸もみのおかげか痛みがなくなりました。こんな日がくるなんて感激です！　ありがとうございます」との嬉しい報告をいただきました。

心地いいから続けられ、続けるから変化がジワジワと出てくる腸もみの習慣を、これからも続けてほしいと思います。

豆知識

腸もみで老廃物が動きだす

便秘の人の腸は、驚くほど硬く冷えていて、なかなかほぐれないことが多いです。

腸の活力や弾力が失われているように感じることもあります。

時間をかけてていねいに腸をもんでいくと、体が温まってきて、腸内に溜まっていた老廃物も動きだします。そして少しずつ体外へと出ていきます。

腸もみ = 腸そうじ = 身体のそうじ

最近は、健康維持やダイエット目的でジム通いに精を出す方も多くいらっしゃいます。それはそれで意味のあることですが、ストイックに体を鍛えることと腸の健康は、かならずしもイコールではありません。

家でゆっくりと腸をもみ、老廃物を外に出し、体の内側からキレイにしていくこともとても大切なのです。

2章 CHOUMOMI Chapter Two

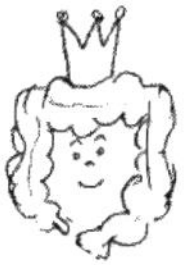

腸ってどういうもの？

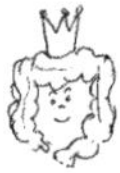

私たちは腸のおかげで生きている

生きるとは、「食べて出す」こと

ふだん何気なく生活している私たち。何気なく生活できるのは、体のあらゆる場所が昼夜関係なく24時間年中無休で働いているおかげです。「ふだん何気なく生活していること」を難しい言葉で表現すると「生命活動の維持」になります。

この生命活動の維持に不可欠な要素は大きく3つ。

1つ目は呼吸です。呼吸をしないと酸素が取り込まれなくなり、死にます。

2つ目は「食べる」こと。そして3つ目は「出す（排泄する）」ことです。

呼吸をしないと死に、食べなくても死に、排泄できなくても私たちは死んでしまいます。生きるためには、

「呼吸（息の出し入れ）」と「食べて出す（食べ物の出し入れ）」が不可欠です。このうち「食べて出す」ことに関わる場所が「腸」になります。

もし腸が動かなくなってしまったら……。体にいいとされる成分がたっぷり入った食品やサプリメントを摂っても、成分が体に摂り込まれることはありません。

また、体外に排泄されるべき老廃物が体内に溜まる一方になります。「食べて出す」こと以外では、腸が免疫と深い関わりがあることなどが広く知られるようになりました。腸は食べ物などと一緒にドサクサに紛れてやってくるウイルスや病原菌といった悪者たちの不法侵入を、未然に防いだり撃退してくれる、正義の味方のような頼もしい存在でもあるのです。

赤ちゃんが母親のお腹の中で成長するとき、最初にできる臓器が腸だと言われています。それだけに、ほかの臓器より原始的で本能的な部分が色濃く残っています。本能そのものと言っても過言ではなく、好き嫌いもハッキリしていて、イヤなことに対しては決して首を縦に振らない意志の強さがあります。腸自身は長くとも、長いものには巻かれない主義です。

腸は好きなことや喜ぶことをしてもらうと、体に余分なものを溜めず、流れを止めない体を作ってくれます。腸の望むことをすれば、健康や幸せがじぶんの身に訪れるのです。

私たちが日々何気なく生活する上で、腸のない人生などありえません。ヒトだけでなく地球上のあらゆる生物は、腸のおかげで生きています。

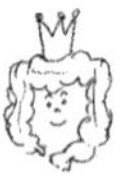

腸には「小」と「大」がある

2つの腸の役割はぜんぜん違う

「腸」には2つの顔が存在します。

一番目の顔＝小腸
二番目の顔＝大腸

「腸って食べ物の吸収とか免疫力でしょ?」と思った方は、一番目の顔の小腸のことを思い浮かべていますし、「腸って便をつくって出す場所よね」と思った方は、二番目の顔の大腸のことを想像しています。

小腸と大腸は同じ「腸」という名前を持ってはいるものの、中身（働き・役割）はかなり違います。

腸には２つの顔がある

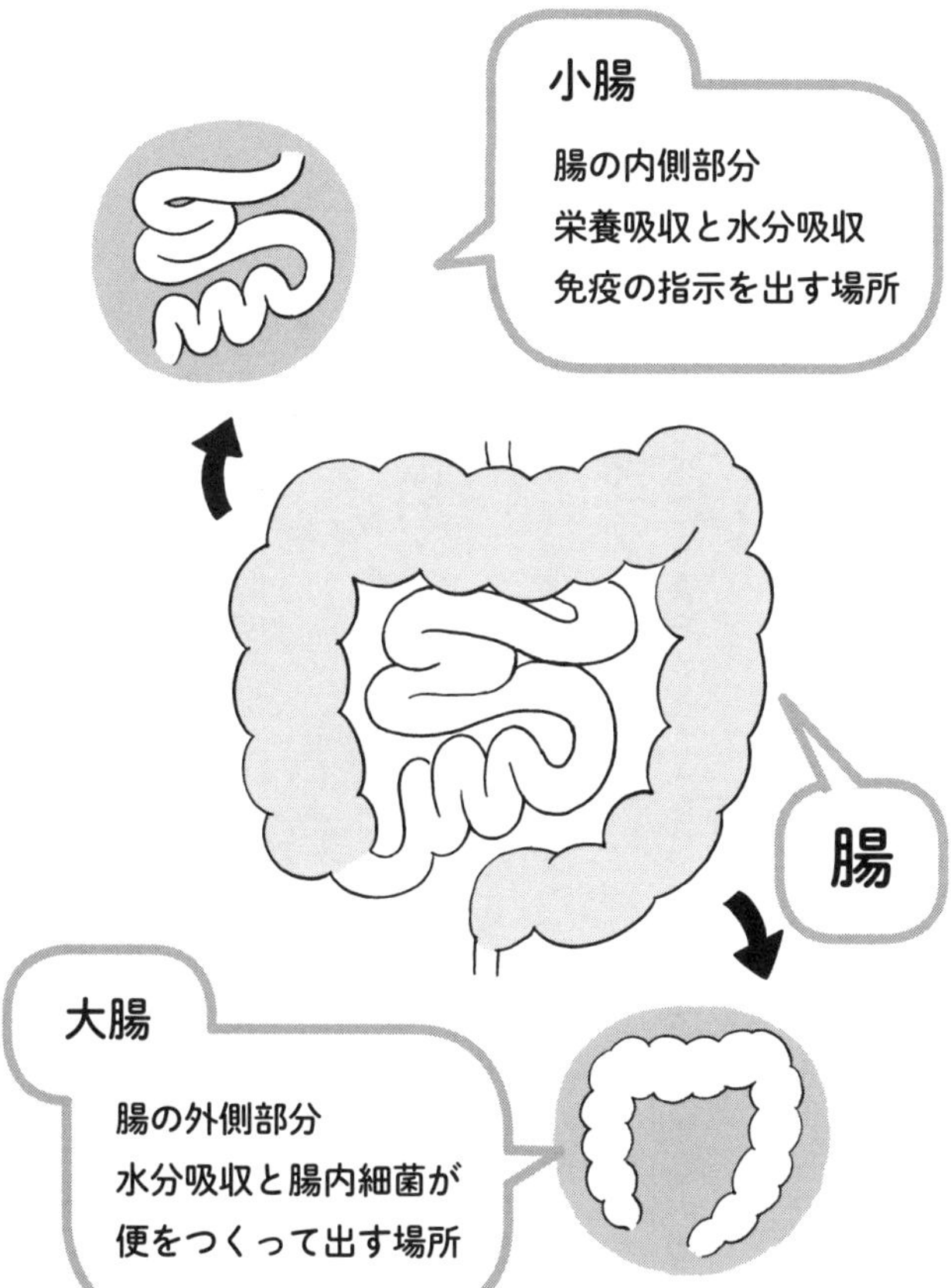
小腸
腸の内側部分
栄養吸収と水分吸収
免疫の指示を出す場所
腸
大腸
腸の外側部分
水分吸収と腸内細菌が
便をつくって出す場所

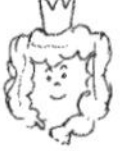

小腸——痩せるも太るも小腸しだい

主にインプット担当。食べたものの最終的な消化と、体に必要な栄養素や水分の吸収を行います。食べたものを吸収する際、その食べ物を体に摂り込んでいいかのジャッジもします。

小腸の動きがよいと太りにくく、動きが鈍いとたくさん食べてなくても太ってしまったり、太りたいのに太れない現象が起きます。太る・痩せるのカギを握る重要な臓器が小腸です。

ほかにも、ウイルスや悪い細菌、化学物質などの異物が体内にやすやすと入らないよう免疫細胞という防衛軍をたくさん常駐させ、24時間監視する役割も担っています。免疫に関わっていることから、アレルギーや自己免疫疾患などの病気にも関与していると言われています。

小腸

【役割：ボディーガード】

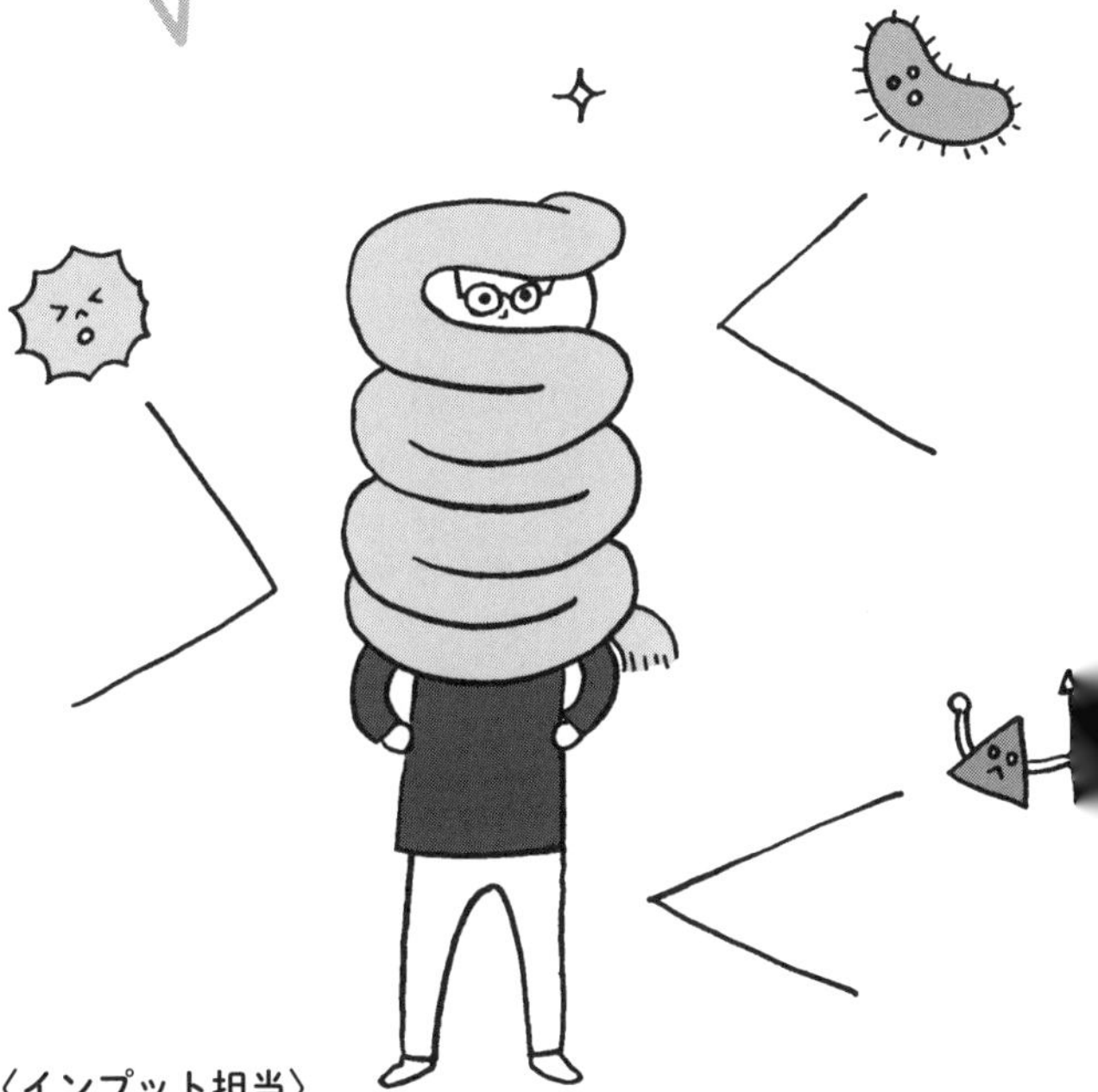

〈インプット担当〉
必要なものは吸収し
不要なものは排除する
とても頭（？）のいい臓器

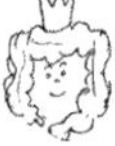

大腸──体の生ゴミ処理工場

主にアウトプット担当。小腸で吸収されなかった水分を吸収し、体に不要となった老廃物を材料に便をつくり、体外に出す役割を担っています。

大腸に多く住む腸内細菌は、この便づくりに大きく関与しています。便は、ぜん動運動というミミズやシャクトリムシに似た動きで肛門に向かって運ばれます。その際、大腸の腸壁から便の輸送を滑らかにする粘液が分泌されるため、腸壁に便が何十年もこびりつくようなこと（宿便）はありません。

ただし、大腸には便を一時的に保管する部屋（S状結腸）が存在しますので、便が数日間滞在することはあります。

テレビコマーシャルや広告などで「腸まで届く」「腸で生き抜く」と言われる腸の多くは大腸のことを指します。

大腸　【役割：体内のクリーニング】

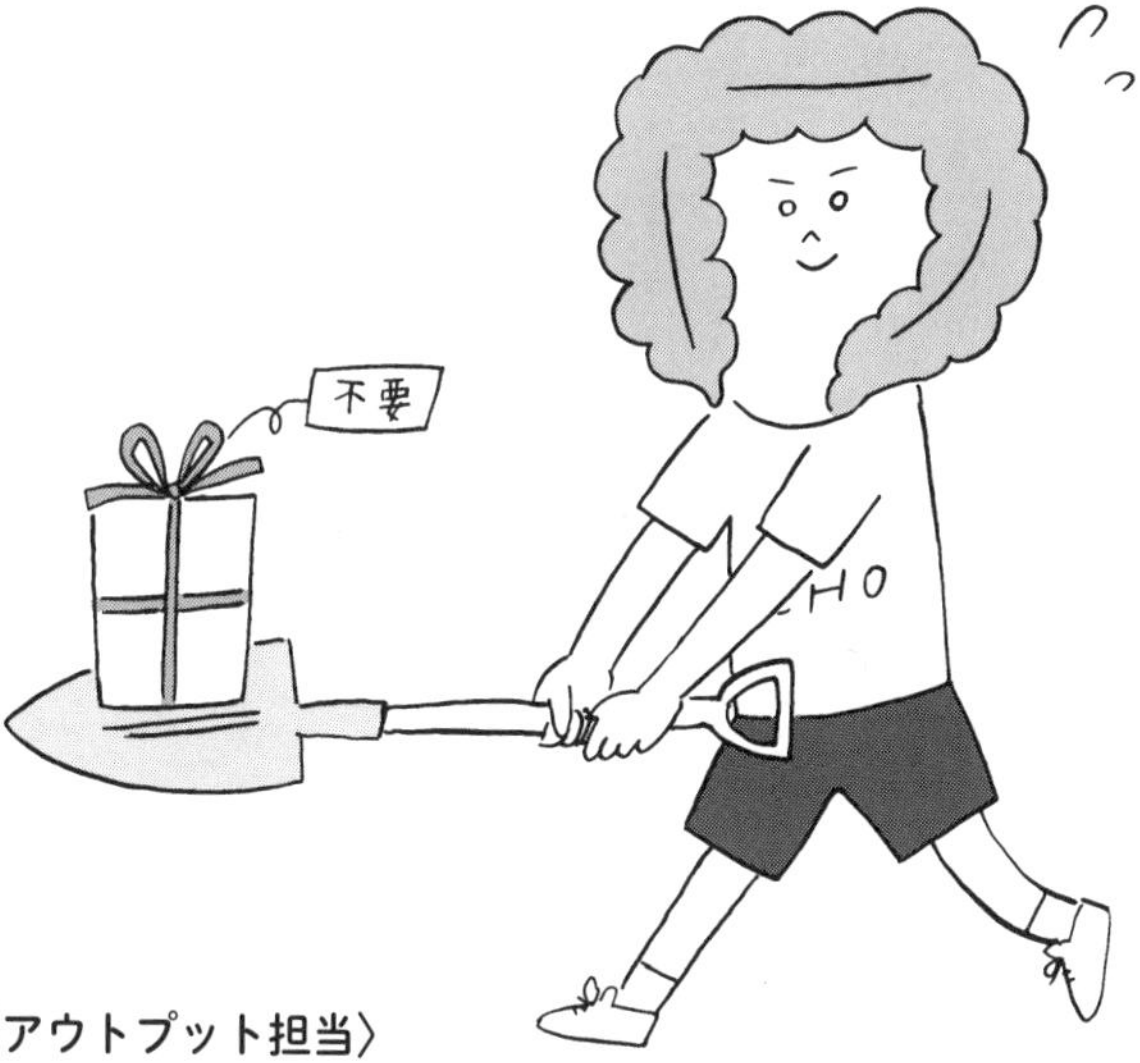

〈アウトプット担当〉
残り物も逃さない
不要なものはまとめて捨てる
エコで合理的な臓器

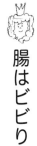

腸はビビり

ストレスとプレッシャーが大の苦手

小と大、2つの顔を持つ腸が、体のどこらへんにあるのかご存知でしょうか。腸は体の真ん中、肋骨と骨盤の間にビ〜ッシリ入っています。『寺内貫太郎一家』の小林亜星さんさながらの様子でデンと構え、一見えらそうですが、実はとてもビビりで繊細な性格です。ちょっとしたことですぐにビビります（ビビった証拠に、便秘や下痢、ガスの大量発生といった異常行動を起こします）。

ビビりの腸を落ち着かせるためには、あることが必要です。あることとは、

自律神経の副交感神経を優位にすること

自律神経は体内の環境を整える役目を持つ、体温維持や血液循環、呼吸、消化・吸収など、ふだん何気なく生活（＝生命を維持）するために機能する神経です。運動神経のようにじぶんの意思で動かすことはできず、交感神経と副交感神経と呼ばれる2つの相反する神経から成り立っています。

交感神経は運動するときや緊張、興奮時に、副交感神経は睡眠も含め体を休め

るとき、リラックスするときに活発化します。

交感神経と副交感神経はバランスを保った状態が理想です。どちらか一方だけが高い状態が続くとバランスが崩れ、健康や精神の不安定を引き起こす原因となります。

ビビりの腸は、副交感神経が優位のときに心地よく働きます。つまり、私たちがリラックスできると腸の動きもよくなり、腸の動きがよくなると、私たちもリラックスしやすくなるということです。

緊張・興奮を促すのが得意な交感神経が優位になると、腸はビビッて本来の力が発揮できなくなります。

長時間のパソコンやスマートフォン、携帯電話、テレビ、ゲームといった目からの刺激が強いもの、不規則な生活、運動中、旅先、大事な会議やプレゼンの前、大勢の前でのスピーチなどは腸が苦手とするものです。

腸は私たちの想像以上に緊張や興奮、過度なストレスやプレッシャーが苦手なのです。

腸に悩みのあるお客さまの中には、腸がプレッシャーに弱くビビりであること

を知らないがため、

「こんなに腸に対していろいろやっているのに（ぜんぜん変わらない）……！

なぜ？　どうして？」

とさらなるプレッシャーをかけ、ますます動けない状態にしている場合があります。

この「してあげているのに」的発想は、腸にとって押し付けがましいだけです。腸にしてみたら甚《はなは》だ迷惑な話で、嬉しくもなんともありません。

じぶんと腸との関係は、じぶん（宿主）が主役で腸が脇役ではなく、腸が主役で宿主が脇役、または両者ダブル主演くらいの方がうまくいきます。

腸と私たち宿主の関係性は左のイラストのようなイメージです。

腸と宿主の関係性

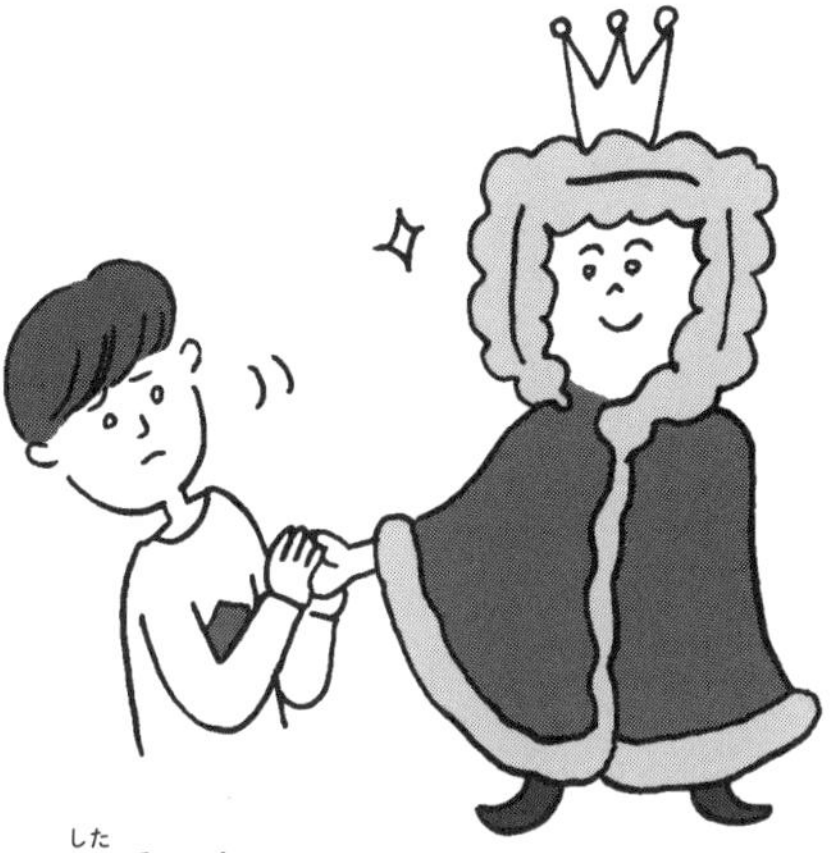

下《した》手に出る。
えらそうにするのは厳禁。

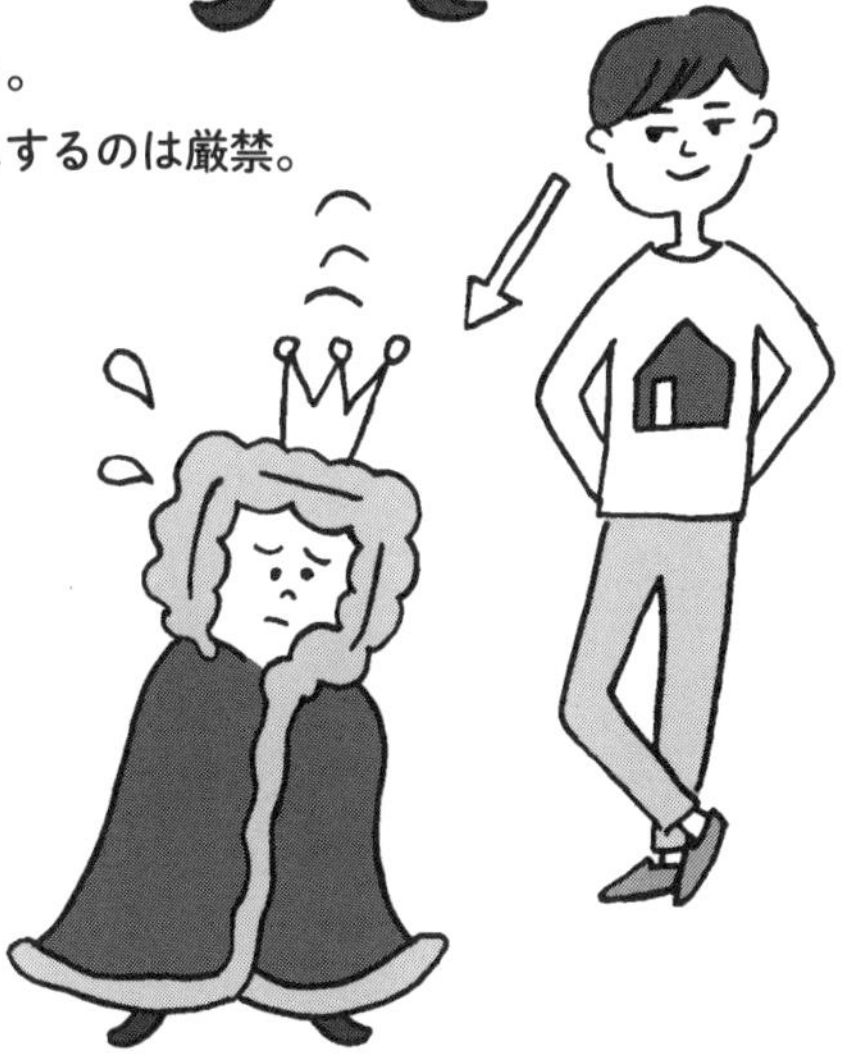

腸は人間以上に人間くさい臓器

腸はじぶん（腸）が主役で、私たち宿主が脇役だと思っています。それを疑ったことさえありません。

腸としては、

「こっち（腸）が主役を張るのは当然。だって、私たち（小腸と大腸）がちゃんと動かなかったら、宿主は1秒たりとも生きられないのだもの。それなのに、宿主は私たちのことはそっちのけで脳や外見を気にしてばかり。私たちがどれだけすごい存在なのか気づいてもくれないなんてひどい話よね」

くらいに思っています。

腸はいい仕事をしているという自覚も、自身の存在価値も、どれだけ重要な役割を担っているかもちゃんとわかっています。それゆえ、じぶんの価値や評価が低かったり、扱いが軽いことがたまらなくイヤなのです。

じぶん勝手で自信家なところもある腸ですが、本来は見返りや結果を早急に求められたり、プレッシャーを与えられたり、過度な期待を受けると、途端に萎縮し、何もできなくなってしまうほど気が小さいのです。私たち以上に人間らしいというか、人間くさいヤツなのです。

そんな腸と上手に付き合っていくには、

□高圧的な振る舞いをしない（できなくても怒らない）
□結果が出なくても、褒めたり労《ねぎら》いの気持ちを持つ（チヤホヤ持ち上げる）
□常に遠くから温かく見守る（あれこれ口やかましく言わない）
□腸が宿主より下と感じるような態度を控える（上下関係を重んじ、尊重する）

といった敬意と注意を払った対応が求められます。

【腸の好きなこと】

スローライフ
規則正しい生活
リラックスや深呼吸
適度な運動
質のよい睡眠
自然体・ガツガツしない
笑うこと

【腸が好きな食べ物と量】

発酵食品全般
野菜（食物繊維）
オリゴ糖
ミネラル
良質のオイル
腹八分目

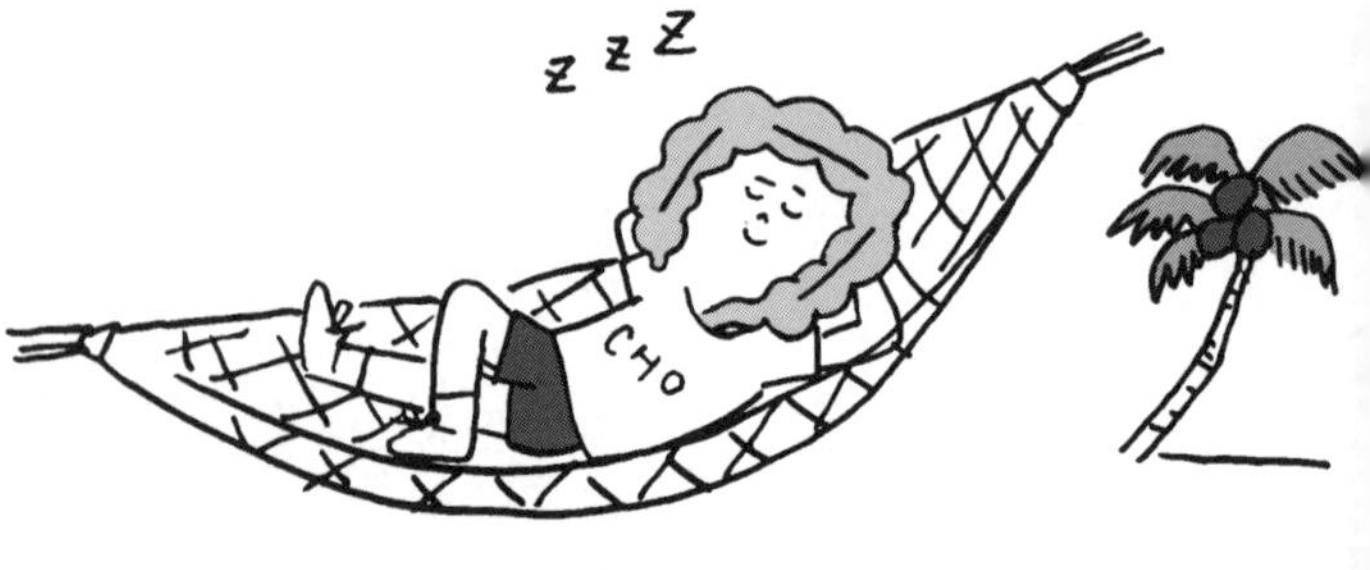

【腸が嫌いなこと】

過度なストレスやプレッシャー
不規則な生活
時間に追われるような感覚
冷たいものを一気に大量に流し込まれること
早食い、よく噛まずに飲み込むこと
ストイックさ

【腸が嫌いな食べ物と量】

ジャンクフードやインスタント食品
時間の経過した揚げ物系
保存料や添加物の多い食品
生食・火食に偏った調理法の食事
肉、油っこいもの
精製されたもの
食べ放題、満腹

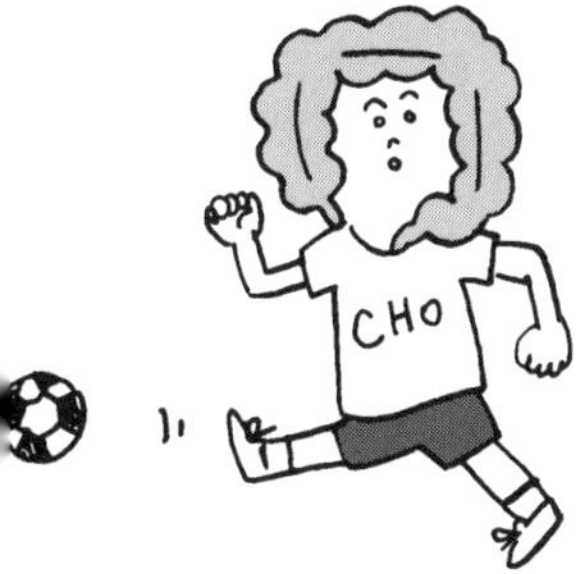

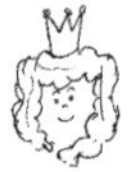

腸の仕事は多い

3つのコードネームを持つ腸

腸全体と、小腸・大腸それぞれでは、特徴にかなり違いがあります。そのあたりを整理しつつ、まずは腸全体について見ていきましょう。

◆コードネーム1「内なる外」

口、喉、食道、胃、腸（小腸と大腸）そして肛門までの1本の長い管を消化管と呼びます。全長9メートル前後。そのうち腸は2／3以上の6〜7メートルを占めています。

食べたものは口の中で咀嚼《そしゃく》された後、喉や食道を通過、胃で一時的に貯蔵されながら本格的な消化作業に入ります。消化されたものは少しずつ小腸に運ばれ、ここで生命活動の維持に必要な栄養素は腸壁から体内に吸収、不要なものは大腸に送り出すよう選別されます。大腸に送られた不要なものに、腸内細菌の働きなどが加わって便ができ、体外に排泄されます。

「内なる外」のゆえん

腸は長いちくわに
たとえられることが多く、
体の内側にありながら
外側と接する場所のため
「内なる外」と呼ばれています。

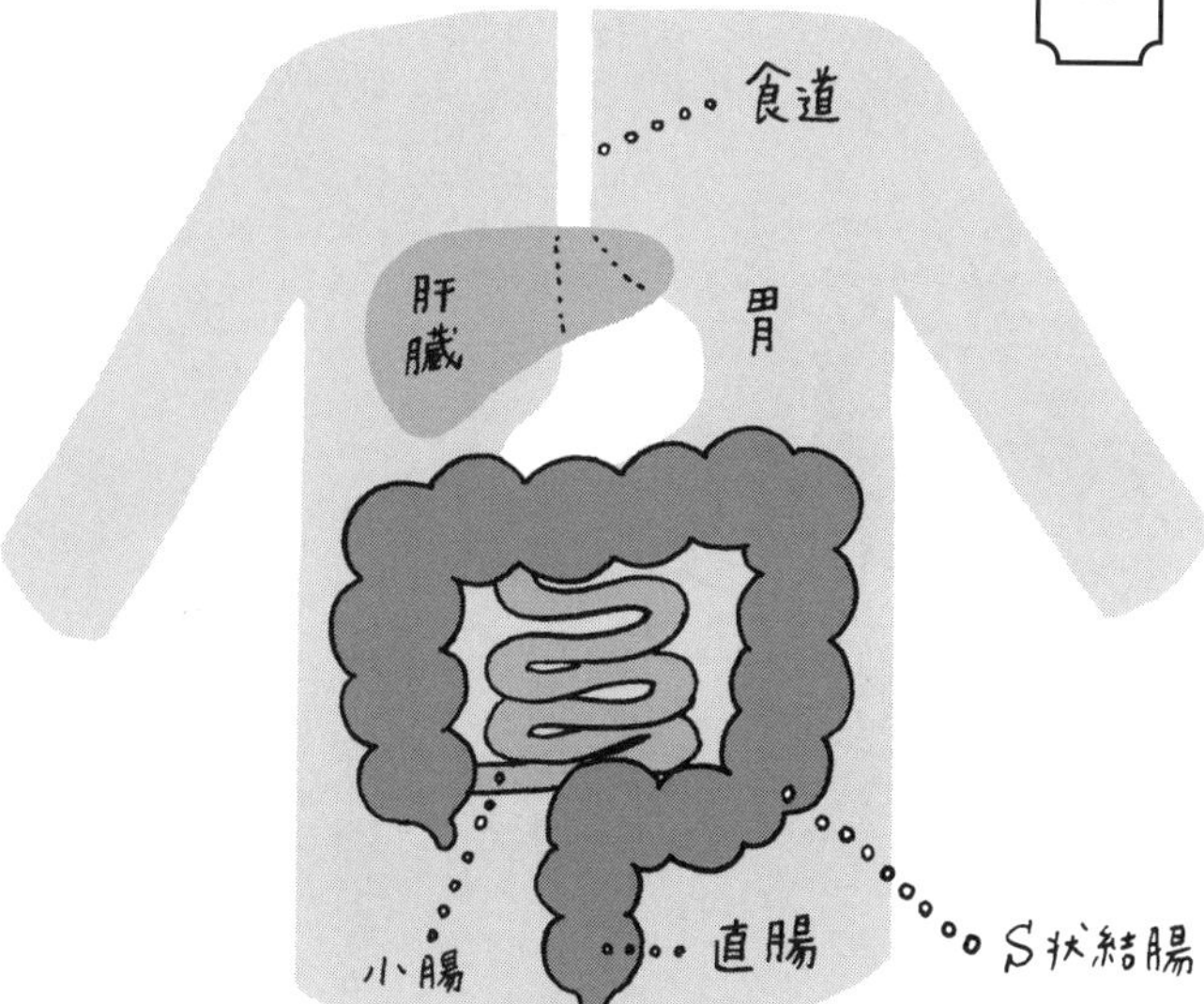

◆コードネーム2「免疫のかなめ」

外の世界からやってきた食べ物を体の内側に摂り込むとき、食べ物のほかに病原体（ウイルスや細菌といった私たちの健康に害をなす存在）が侵入する可能性があります。外の世界と内の世界（体内）の接点である腸は、病原体が入りやすく常に危険と隣り合わせの苛酷な戦場です。

この危険と隣り合わせの腸自身と私たちの体を守るため、腸は防御機能が発達しました。体全体の2／3に相当する免疫細胞をじぶんの中に集結させ、病原体にやすやす侵略されないよう監視の眼を光らせ全力で守っています。

腸は人体最大にして最強の免疫機能を保有する「免疫のかなめ」なのです。

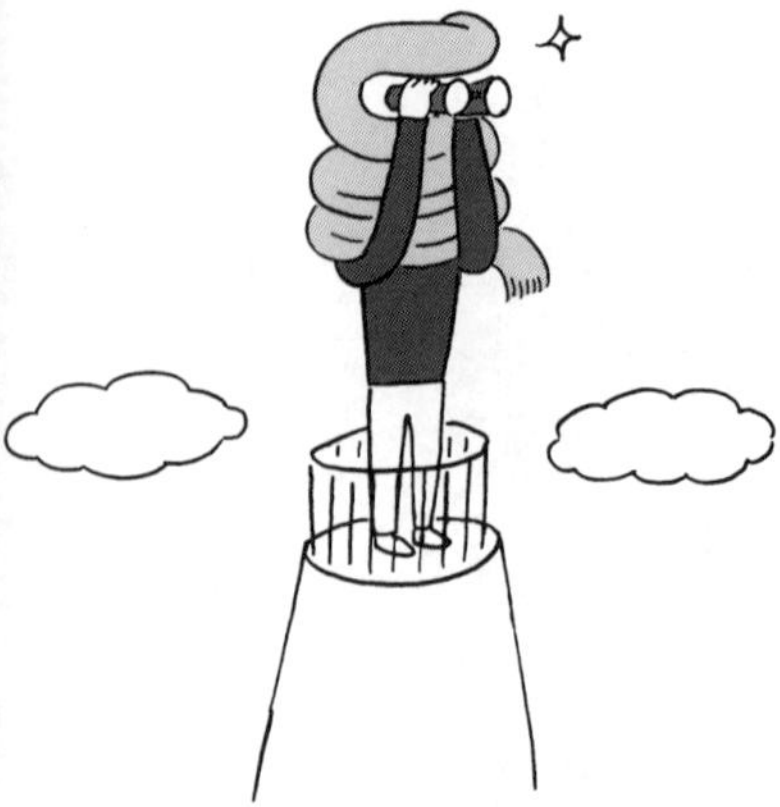

＊ 24時間ずーっと監視

◆コードネーム3「第二の脳」

腸は、神経細胞（情報処理に特化する細胞）が脳に次いで多くあります。脳がストレスを感じると、腸はすぐに下痢や便秘、ガス、腹部の痛みなどの反応を示し、過剰なストレスを受けていることを宿主に教えてくれます（腸は脳のストレスを見過ごさず、痛みを分かち合う、やさしい気持ちの持ち主です）。一方、脳は腸がストレスを感じても共倒れしたくないため、見て見ぬフリをする冷徹さがあります。

腸は常に脳に寄り添い、痛みや苦しみを分かち合いますが、脳に依存せず自立しています。その証拠に、脳死状態になっても腸は呼吸と血液の循環があれば、脳の指令なしに独自で栄養分の吸収や排泄が行えます。しかし、脳が必要とする栄養分はすべて腸から送られますので、脳は腸に頼らないと生きていけません。

腸は神経細胞の多さと、脳の指令がなくても自らの意思で動けることから、「第二の脳」とも呼ばれます（私に言わせれば、脳が「第二の腸」なのですが）。

このように、腸は「内なる外」「免疫のかなめ」「第二の脳」と名称を使い分けながら、多彩な才能を発揮し、日々活躍しています。

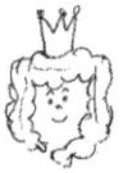

小腸——栄養と免疫を司る真面目な門番

人間は毛深いから生きられた!?

小腸は絨毛《じゅうもう》という1ミリに満たない突起物を持つ3メートル以上（伸ばすと6〜7メートル）の長い臓器です。絨毛の先端には、肉眼では確認できないくらい細かい微絨毛《びじゅうもう》がびっしり生えています。

ここから体に必要な栄養素が吸収され、毛細血管に溶け込み、門脈と呼ばれる消化器系特有の血管を通って肝臓、そして全身へと送られます。

小腸が長く毛深いのには理由があります。毛深くして表面積をたくさん持つことができれば、小腸を通過する食べ物との接触面が増えて、体に必要な栄養分や水分を無駄なく効率的に吸収できるのです。

人類が進化してきた700万年もの長い時間は、常に飢餓との戦いでした。生き残りをかけ、少ない食べ物をいかに無駄なく効率的に体に摂り込めるかが、生命を維持するために重要だったのです。

小腸の長さと毛深さは、人類が生き延びるためにとてつもなく長い時間をかけて獲得した特徴です。体毛はツルっとしていることをよしとするのが最近の風潮ですが、小腸内の毛がなかったら、栄養分の吸収ができなくなるため、死が待ち受けています。

小腸の表面積はテニスコート1面以上にもなるそうです。毛細血管も多いため、たくさんの血液を必要としています（消化器系で使われる血液は全体の30％にも及び第1位です。第2位が腎臓で20％、続いて脳と骨格の筋肉で15％と続きます）。

血液をたくさん必要とする場所ですから、小腸の血液循環がよくなれば、全身の血行も促進され、体全体が温まって代謝のアップが期待できます。

また、小腸には免疫細胞が全身の2／3ほど集まっています。これは、食べ物と一緒に入ってくるウイルスなどに対して、必要に応じて攻撃もできる防衛軍（免疫細胞）を配備し、身を守ろうとしているためです。

小腸は外敵が最も攻め込みやすい侵入口を文字どおり〝体を張って〟守っています。

小腸は毛深い

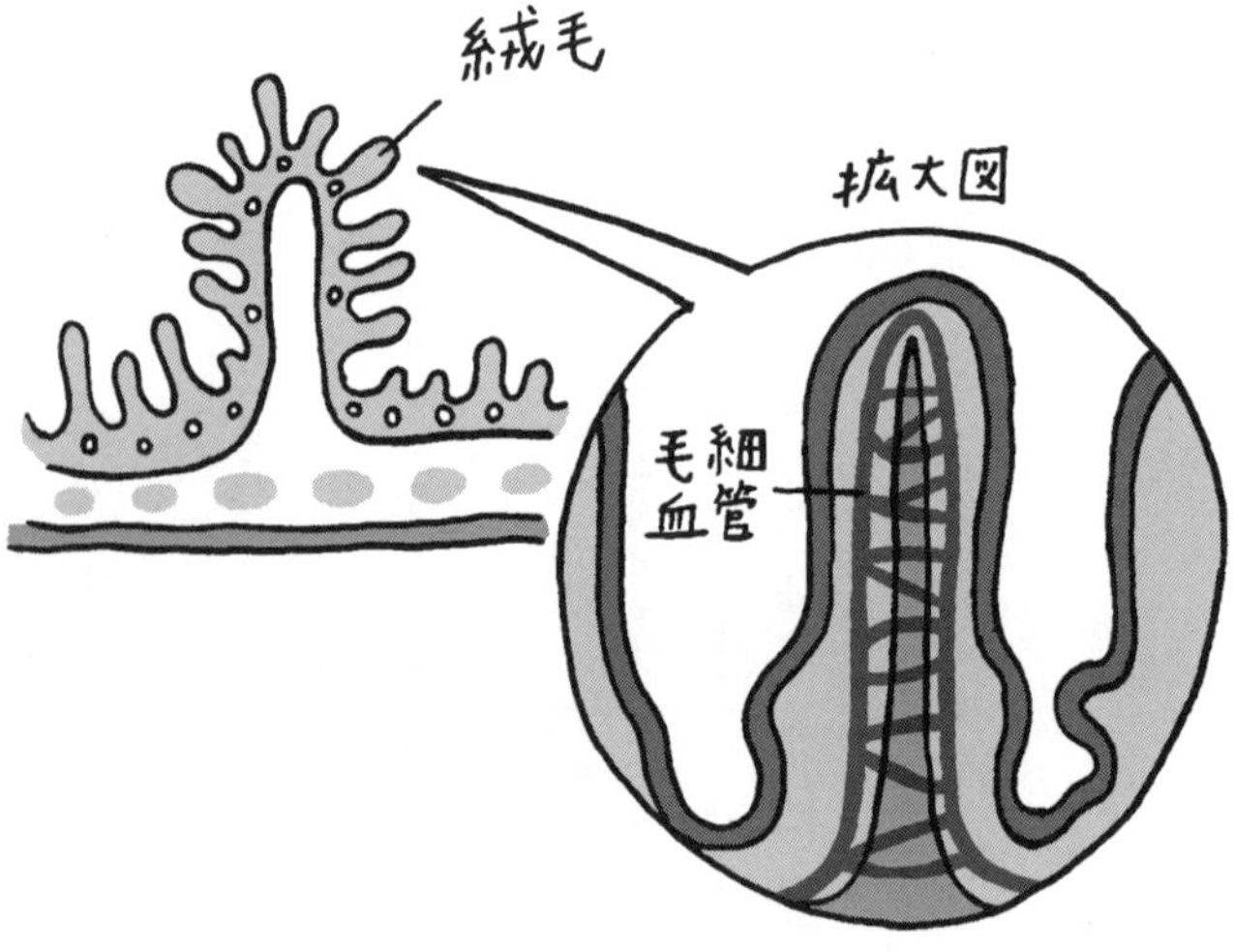

・直径３～４センチメートル

・縮んだ状態で３メートル以上

・伸ばすと６～７メートル

これが私たちの小腸だ！

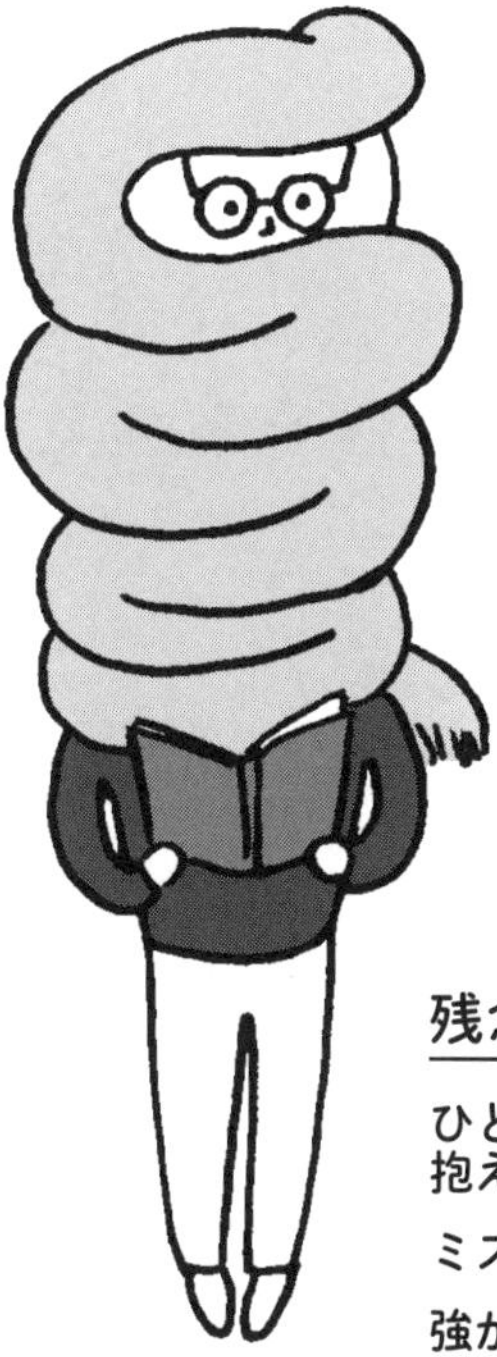

基本の生態

控え目で受け身

ロベタ

野菜と
腹八分目が好き

真面目

おとなしくて
温厚

素敵な点

記憶力がいい

同じ失敗をしない

しっかり者

ガマン強い

責任感が強い

残念な点

ひとりで
抱え込む

ミスを隠す

強がり

気が弱い

キレる

【小腸の性格】お人よしのコツコツタイプだけど、突然キレる

ふだんはおとなしくて温和。控えめで目立たず、口ベタです。野菜と腹八分目が好きな草食系で少食系。じぶんからアピールする積極性はなく受け身です。気が弱いため、頼まれるとNOと言えないのが悩みです。

非常に優れた記憶力の持ち主で、ウイルスや病原菌が体に侵入したときの情報を（免疫細胞が）事細かに記憶、同じことが起きないよう抗体を作って体を守ります。ミスや失敗から何かを学び次に活かす、転んでもタダでは起きないしっかり者です。口ベタのせいか、悩みや弱みを他人に見せたり相談することは苦手です。そのため、なんでも一人で抱え込んでしまう傾向があります。

大量の仕事（食べ物）を一気に処理するのは苦手ですが、これがじぶんに与えられた仕事と理解し、淡々とこなす辛抱強さがあります。ただ、処理しきれない仕事量の場合、できないヤツと宿主に思われたくないため、残った仕事（食べ物のカスなど）を腸管にこっそり溜め込んで証拠隠滅を図ることがあります。

NOと言えない気の弱さと控えめな性格から、ストレスが溜まっていても宿主

にうまく伝えられません。伝えられないどころか、宿主にストレスが溜まっていることを悟られないよう、心配されないよう、強がって平気なフリをするいじらしさがあります（それが問題を大きくする要因になるのですが）。

ストレスや仕事を溜め込み、もはや隠し通すことができなくなると、疲れやすい、だるい、太りやすく痩せにくい（または太りたくても太れない）、冷える、むくむ、イライラする、肌荒れ、アレルギー、腰痛、肩凝り、頭痛、月経不順をはじめとするホルモンバランスの乱れなどの症状が現れます。

宿主が症状に気づかない（何も対策をとってくれない）と、ある日突然キレたり暴れだします。ふだん怒らない人が怒ったときのように、小腸が一度キレると誰も止められないほど怖く、アレルギーや重篤な自己免疫疾患、原因不明の免疫系の病気を発症し、じぶん（小腸）が辛くて苦しいことを猛烈に訴えてきます。

小腸の暴走を未然に防ぐには宿主の思いやりが必要です。いつもおとなしくて何も言ってこないからと安心せず、仕事量が多くないか、ストレスが溜まっていないか気にかけてください。口ベタな小腸を気にかける方法は、お腹に手を置き、やさしくもむことです。

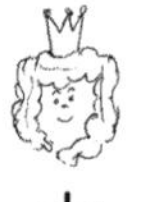

大腸——素直だけどわがままな便の職人

腸内細菌がウンチのクオリティを高める

大腸は小腸と肛門の間に位置し、管の直径5〜7センチ、小腸より短く、両手を広げたくらいの長さ（約1・5〜1・6メートル）です。小腸と大腸の境目には内容物の逆流を防ぐ弁があり一方通行になっています。食べたものは、弁より手前の小腸内では栄養素（栄養分）、弁より後ろの大腸内に入ると便と呼び名が変わります。小腸ほどの伸縮性はなく、ツルツルで毛深くありません。

大腸は小腸で吸収されなかった残りの水分の吸収を行いながら、食べ物のカスや食物繊維、腸壁の老廃物（角質）などを原料に便をつくる「ウンチ製造工場」です。便を肛門まで輸送する過程で、腸壁に傷がつかないよう粘液をたくさん分泌し、粘膜で覆って腸管内を保護しています。

大腸はミミズの動きにも似たぜん動運動という動きで便を肛門へ送りますが、いい便づくりには住み込みで働く腸内細菌の力が必要です。腸内細菌の多くは大腸内に住み、共生関係の間柄です。腸内細菌は、大腸に送られた内容物を分解して便にするほか、体に必要なエネルギーに再利用できる特殊能力（発酵させる力）を持っています。捨てられるもの（腸内細菌たちにとっては食事＝まかない）をもとにアミノ酸をはじめ脂肪酸や酪酸《らくさん》、酢酸《さくさん》、ビタミンB群、ビタミンKなどを作ってくれる素晴らしい能力の持ち主です。

大腸内では、腸内細菌が便づくりと排泄されそうなものから体に必要な栄養分を作るリサイクル運動を日々行っています。この活動中にもれなくガス（おなら）もできます。私たちが生きるために食べることと、ガスが生じることはセットです。ガスの発生は生きる上で仕方のないことですが、問題なのはガスの中でもわるいガスが溜まってしまうことです。過度な緊張状態の連続で自律神経の交感神経が強まったときや腸内細菌のバランスが崩れたときに、わるいガスは異常発生します。そのまま放置すると、臭いおならやお腹の張りや痛みのほか、口臭や体臭の原因になりますので、ガスでお腹が苦しいときは腸もみで溜まったガスをどんどん流して楽になりましょう。

いいウンチづくりだけでなく、腸内環境の保全や健康増進に欠かせない腸内細菌たち。彼らが住みやすい大腸にすることが私たち宿主にとっての使命です。

大腸は3つに分かれる

結腸

便づくりのメイン工場

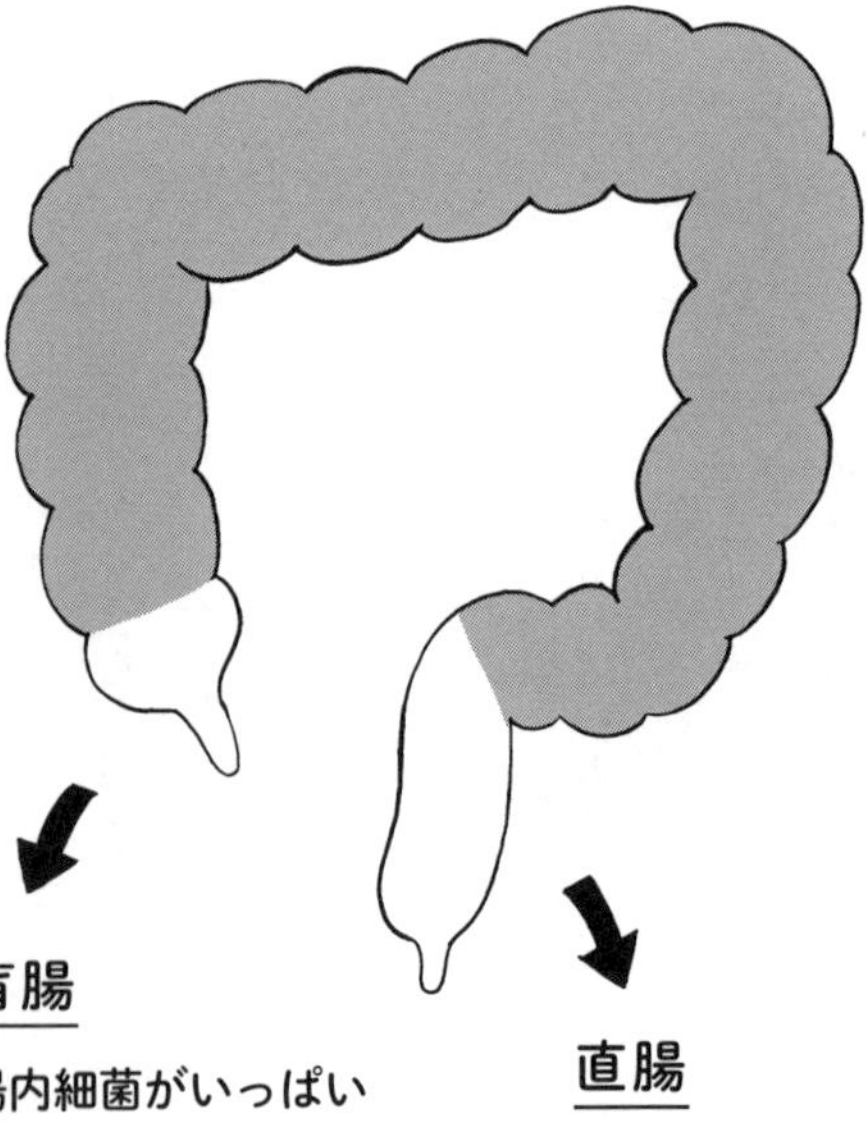

盲腸

腸内細菌がいっぱい

直腸

便を外へ出す

これが私たちの大腸だ!

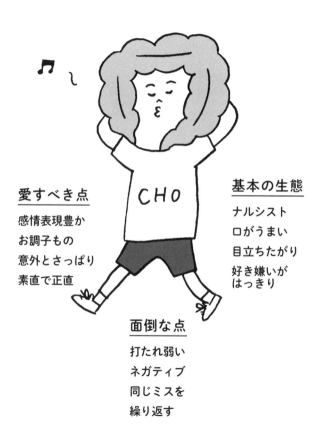

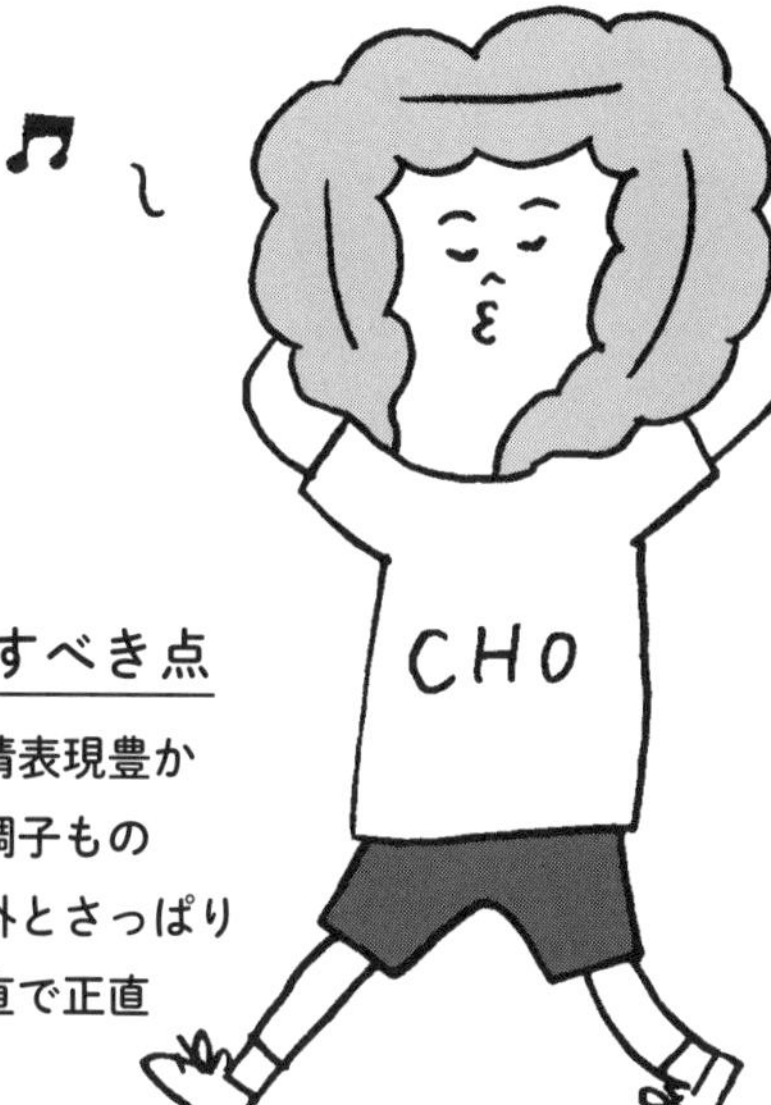

愛すべき点

感情表現豊か
お調子もの
意外とさっぱり
素直で正直

基本の生態

ナルシスト
口がうまい
目立ちたがり
好き嫌いがはっきり

面倒な点

打たれ弱い
ネガティブ
同じミスを繰り返す

【大腸の性格】目立ちたがり屋のナルシスト。プレゼントが大好き

大腸はじぶん（＝大腸）自身と自己アピールが好きです。いつもじぶんが主役でいたい自意識過剰のナルシスト。メディアに出ることにも抵抗はなく、テレビや雑誌などで取り上げてもらう、じぶんの活動（仕事）を知ってもらう、便秘薬やヨーグルトのＣＭで登場するなど、とにかく目立つことが大好きです。口ベタな小腸と違って大変饒舌《じょうぜつ》で、主な仕事が便づくりなだけにベン（弁）が立ちます。

大腸は日頃から「じぶんのおかげで小腸も腸内細菌もやっていけるんだ」とアチコチに触れ回っています。実際は小腸が食べ物を選別してくれているおかげで便づくりに集中できたり、腸内細菌のおかげでいい便ができるのですが、その事実にまったく気づかない自己チューな面もあります。

そんな大腸ですが、根は打たれ弱く、ダメだしや指摘を受けようものなら、この世の終わりを迎えたような落ち込み方をします。小腸とは対照的に感情表現が豊かで、好き嫌いもハッキリ。小腸から来た内容物の選り好みをし、嫌いなものは露骨にイヤがる子どもっぽさがあります。具体的にはお腹を下す、便秘になる、

大量のガスを発生させるという、宿主にわかりやすいネガティブアピールです。

反対に好きなことをしてもらったときは、喜びを全身で表現します。大腸は共生する腸内細菌のことが大好きなので（だから住み込みＯＫなのです）、腸内細菌が喜ぶことが、じぶんにとっても喜びなのです。腸内細菌は、大好きな発酵食品や食物繊維などをプレゼントされると、みるみる機嫌がよくなり、思わず誰かに自慢したくなるような、それはそれは素晴らしい便を排泄してくれます。

大腸は小腸と違い、記憶することが得意ではないため、一回の高価な贈り物より、リーズナブルでいいので毎回プレゼントをもらえるほうが喜びます。昔のことをいつまでも根に持たない、さっぱりとした性格です。気にしないゆえに、同じミスを繰り返すおっちょこちょいな面もありますが、その弱点を補って余りあるほどじぶんに素直で正直、ありのままの姿を見せてくれます。

大腸は自分らしく生きることが難しいと感じる私たちに、素直に生きることの大切さと素晴らしさを、その身をもって示してくれているのかもしれません。

このように、小腸と大腸は「腸」と一言で括れないほど、見た目も性格も全く違う、別々の人格（腸格）を持った存在なのです。

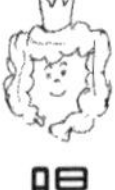

腸内細菌──腸に住む小さな大家族

腸内細菌はもう一つの臓器

私たちの腸内には、生まれ出たときからこの世を去る日まで、病めるときも健やかなるときもともに過ごす「腸内細菌」がいます。

読んで字のごとく、腸内に住む細菌（バクテリア）のことで、その多くは大腸に住んでいます。種類は１０００種類以上、数にして１０００兆個、重さは１・５キロ前後になるそうです。私たちの体の細胞37兆個の27倍以上もの細菌が腸内にいるというのは、なんとも神秘的で驚きです。

最近の研究では、腸内細菌たちのバランスや働きによって、私たちの健康が保たれたり、反対に病気になることが少しずつわかってきました。細菌たちは、腸内にある「もう一つの臓器」とも言えそうです。

１０００種類以上いるとされる腸内細菌は、大きく3つのグループ「善玉菌」「悪玉菌」「日和見《ひよりみ》菌」に分けられます。善玉、悪玉、日和見菌は正式な菌の名前ではなく、ヒトが便宜上名づけたチーム名のようなものです。

私たちの体にとって、有用・有益な役割をする腸内細菌を善玉菌、有害な働きをする傾向にある菌たちを悪玉菌、善悪どちらとも言い切れない菌たちを日和見菌と呼びます。各チームの主な活動内容は次のとおりです。

善玉菌＝消化・吸収を助けたり、免疫力を高め病気に対抗する力をつける働きをする細菌たち。体の代謝活動を促進してくれるビタミンB群のほか、ビタミンK、ビタミンM（葉酸）、アミノ酸、短鎖脂肪酸などを作る。好物はオリゴ糖や乳酸菌を含むもの、食物繊維。

代表：ビフィズス菌、乳酸菌

悪玉菌＝炎症を起こしたり、臭いガスや便を出しやすくする細菌たち。口臭や体臭の原因となったり、ひいては発がん性のある物質も作る。好物は動物性のたんぱく質、酸化したもの、ジャンクフード、宿主（私たち）が抱えるストレス。

代表：ウェルシュ菌、大腸菌（の有毒株）、ブドウ球菌

日和見菌＝際だってよくもわるくもない細菌たち。善玉菌が優勢のときはおとなしく、悪玉菌が優勢になると有害な作用をする可能性を持つ。長いものに巻かれるタイプで、健康的な成人の腸内で一番多いのがこの菌たち。
代表：バクテロイデス、大腸菌（の無毒株）。

腸内細菌の理想のバランスは、成人の場合、
善玉菌2：悪玉菌1：日和見菌7
がベストで、1割程度の悪玉菌は腸内にいても大した問題ではありません。たしかに、腸内に悪玉菌を野放しにすれば溜まる体になります。しかし悪玉菌を一掃すれば問題が解決するのかといえば、そうでもないようです。腸内細菌たちの役割については、まだまだ研究の途中で、解明されていないことがたくさんあります。今わかることは、悪玉菌がわるさをしないよう、善玉菌優勢のバランスを保つことができれば、悪玉菌は腸内にいても健康が維持できるということです。
日和見菌 ＞ 善玉菌 ＞ 悪玉菌
善玉菌が悪玉菌より多いと、日和見菌はおとなしく地味に活動し、悪玉菌の手

下になることはありません。悪玉菌自身も善玉菌の働きによって抑制され、腸内環境は良好・安定します。2割の善玉菌が腸内にいれば、日和見菌が悪玉菌に寝返ることと悪玉菌の活動が活発になることが抑えられます。

腸内の善玉菌の勢力は出生後1週間ごろにピークを迎え、離乳食ごろからは大人同様2割程度に落ち着きます。その後は何もしなければ年齢とともに少しずつ減少してゆきます。何も手を打たなければ、溜める体になるのが私たちの運命です。しかし、腸もみや溜めない食事、生活習慣しだいで、善玉菌の減少曲線をゆるやかなものにできたり、善玉菌2割をキープすることは可能です。

反対に、悪玉菌の好きなジャンクフードやコンビニ食、高脂肪、高たんぱく・低食物繊維食などを摂り続け、運動不足やストレスが加われば、善玉菌2割の平和な時代はたちまち終焉を迎え、悪玉菌の天下となります（その先に待っているのは病気をしやすい体です）。

たった2割の善玉菌をキープするだけで、病気知らずの溜めない腸や体になれます。人生に豊かさをもたらしてくれる善玉菌を、常に味方につけてゆきましょう。

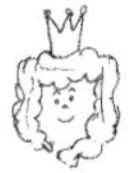

腸内フローラ──腸内細菌の世界は花ざかり！

腸内細菌は未知の可能性を秘めている

ここ数年、腸内細菌は「腸内フローラ」と呼ばれることが増えてきました。日頃から腸の情報収集をしている方にとっては、お馴染みの呼び名ですね。腸内フローラは、仲間の菌の集まった様子がお花畑（フローラ（Flora）：ラテン語）のように見えることから命名されました。それまでは「腸内細菌叢《そう》」というやや硬い感じのする漢字が用いられています（現在はどちらも使われています）。

「叢」には、草むらという意味があります。腸内細菌が集まっている画像を見たことがありますが、フローラや叢という表現がピッタリです。ちなみに、「腸内フローラ」は日本特有の表現で、海外では「マイクロバイオータ」と呼ばれています（マイクロバイオータは、腸に限定せず、私たちの身体に棲んでいるすべての細菌の集まりを総称する言葉です）。腸内細菌は、時代や場所が変われば呼び名も働きまでも変わる、変幻自在なトリックスター的存在と言えそうです。

近年、研究が進むにつれて、腸内細菌がウンチをつくっているだけではないこ

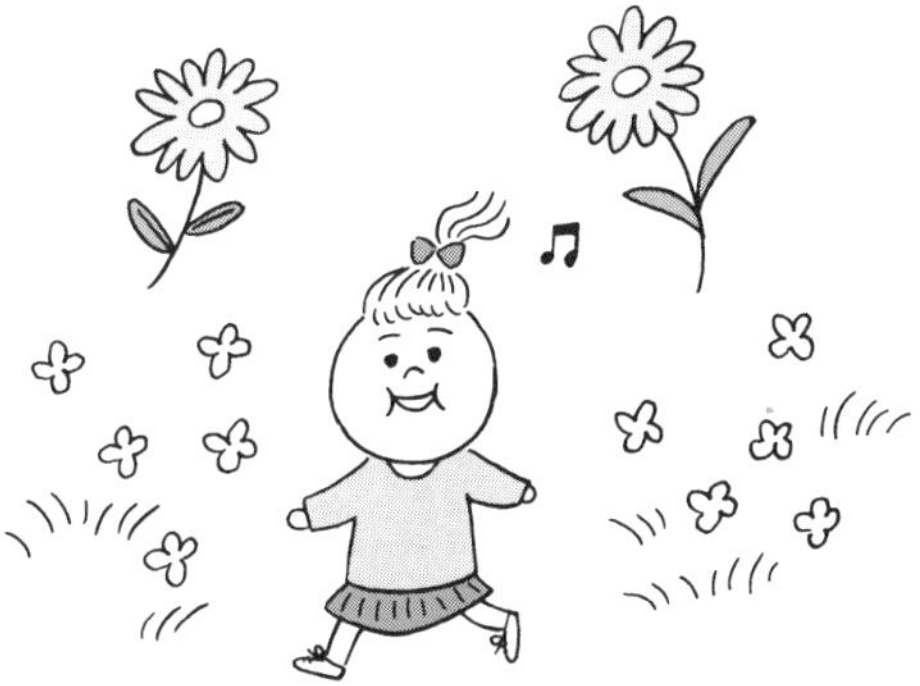

＊将来性バツグン！

とがわかってきました。腸内細菌は、私たちの身に起きる、あらゆる病気のもとと言われる慢性炎症を防ぐ物質（短鎖脂肪酸）を作ったり、免疫細胞に働きかけて免疫を調整したりと、目に見えない存在ながら大きな役割を果たしています。その可能性は未知数です。

腸内細菌による治療の研究も盛んに行われています。その一つが〝糞便移植〟です。健常人の便（腸内細菌）を病気の人の腸内に移植する治療法で、抗生物質が効かない腸炎、クロストリジウム・ディフィシル感染症への有効性が高いことがすでに立証されています。このことから、潰瘍性大腸炎の治療にも有効ではないかと考えられています（日本ではまだ認可されていません）。近い将来、現代の医学では治せないと言われている病気が、腸内細菌たちの力で治る日がやってくるかもしれません。一つ一つの存在はなきに等しいほど小さくとも、フローラ（叢）として活動したときのパワーは底知れぬものがあります。

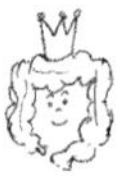

「菌活」で運命の王子様を探す

恋と同じで、タイミングと相性が大切

善玉菌が増える食材は、善玉菌を多く含む発酵食品（ぬか漬け、味噌、キムチ、ヨーグルトなど）や善玉菌のエサになる食物繊維、オリゴ糖を含むものです。

善玉菌を含む腸内細菌は、指紋のように一人ひとり違います。菌の種類やバランスは、同じ釜の飯を食べる間柄だと似る傾向にありますが、それでも同じではありません。Ａさんに合うヨーグルト（の乳酸菌）を赤の他人のＢさんが食べたら合わなかった、というケースがあるのも当たり前です。合うも合わぬも腸内細菌の種類やバランスの違いによって起きる現象です。

じぶんに合う善玉菌＝運命の王子様のような存在は、おとぎ話に登場するお姫様のように待っているだけではやってきません。

積極的に〝婚活〟ならぬ〝菌活〟をしましょう。

ヨーグルトを例にして考えると、目安として１日１５０〜２００グラムくらいを1週間程度継続摂取します。じぶんの腸内細菌とヨーグルトの乳酸菌との相性がよければ、便の状態やおならのニオイなどに変化が現れます（便の色が明るくなる、おならが臭くないなど）。腸内環境が善玉菌優勢に変わるときも、一時的にガスでお腹が張って苦しさを感じることがあります。いい変化の可能性もありますので、腸もみをしながら数日間様子を見ます。善玉菌が増えて腸内が落ち着けば、張りは次第に楽になってくるはずです。便通やガスに変化が見られないようなら、そのヨーグルトとの相性はイマイチ、さっさと次の相手を探しましょう。ただし、腸内環境のバランスは日々変化しているため、今回相性のよくなかった相手でも将来的に合うことがあります（その逆のケースもあります）。

少し前までは、食事で摂る善玉菌は胃酸で死んでしまい、大腸に到達しない（到達しても役に立たない）とされ、生きたまま腸に届くことが必須と言われていました。今は死んだ菌の持つ成分や分泌物に、小腸の免疫細胞を刺激して免疫力を高める働きがあることがわかってきています。善玉菌は生きたまま大腸に届けば腸内細菌の助っ人として、死んでも小腸の免疫細胞を刺激する役割があります。

善玉菌は生菌・死菌どちらでも日々摂り続けることに意味があります。

豆知識

腸は全部で９つ！

腸は「小腸」と「大腸」の２つに大別できますが、小腸はさらに３つの腸（十二指腸、空腸《くうちょう》、回腸《かいちょう》）、大腸は６つの腸（盲腸、上行結腸《じょうこうけっちょう》、横行《おうこう》結腸、下行《かこう》結腸、S状結腸、直腸）から成り立っています。

一緒くたにされがちな腸は、全部で９つのパーツに分かれているのです。９つ全部を覚える必要はありませんが、

食べ物の吸収や免疫の話 ⇒ 主に小腸

便や腸内細菌の話 ⇒ 主に大腸

というざっくりとした区分けができると、腸の話を聞いたときに混乱が少なくてすみます。ちなみに、がんの発生が多いのは大腸。小腸は免疫細胞が多いからでしょうか、悪性のがんが発見されることはほとんどありません。

こういった点からも、小腸と大腸では性質や特徴にかなり違いがあることが窺えますね。

3章 CHOUMOMI Chapter Three

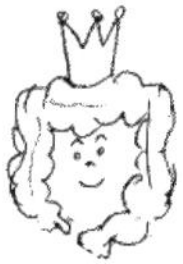

腸がつくる「便」のはなし

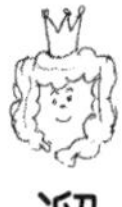

溜まると、どうなる？

腸は長いから溜まりやすい！

健康とは「溜めない体や心になる」ことですが、〝溜めない〟とか〝溜まる〟って、一体なんのことを言っているのでしょうか。また、その溜まった何かによって、どんなことが体や心に起きるのでしょう。

〝溜まるもの〟の正体は、私たちの体や心にとって〝不要なもの〟です。食べ物のカスをはじめとした体外に出すべき老廃物や便、ガス、余分な脂肪や不快な感情、過度なストレスなどです。これらを溜めたまま放っておけば、体や心はどんどん巡りがわるくなり、滞ります。滞った場所には不要なものが余計に留まりやすくなります。体や心は、溜まる悪循環から抜け出せなくなるのです。腸は、その形状が長く蛇行しているせいか、ほかの臓器より不要なものをたくさん溜め込みやすい性質を持っているようです。

次に挙げる症状が1つでも該当する方は、体や心に不要なものが溜まっている可能性があります。日々の腸もみで溜めない体と心を目指しましょう。

□便秘や下痢を起こすことがある
□免疫力が低下し、風邪を引きやすい
□太りやすくなった
□体が冷えている
□だるい
□肌荒れ
□イライラする
□口臭や体臭が気になる
□頭痛や肩凝り、腰痛がある
□なかなか眠れない
□眠りが浅い
□月経痛、月経不順、不妊など婦人科系のトラブルがある
□花粉症などのアレルギーを持っている
□高血圧や高コレステロール

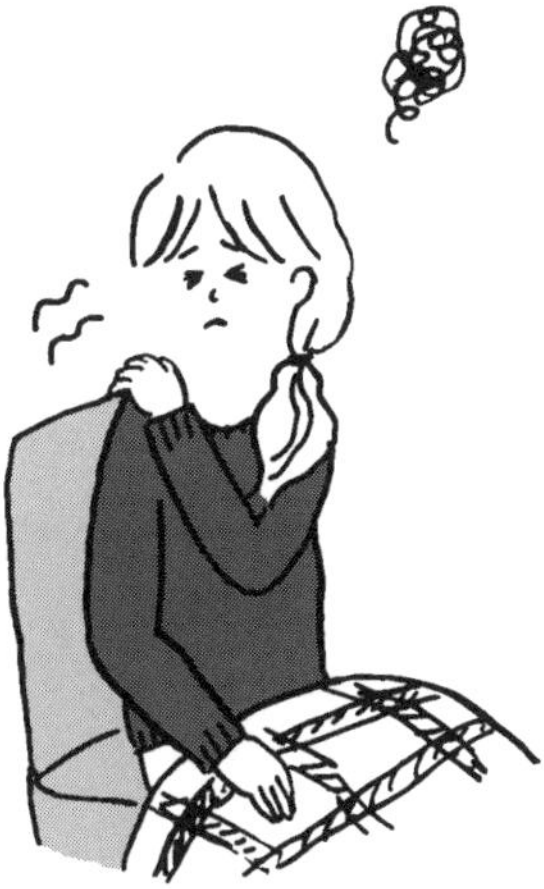

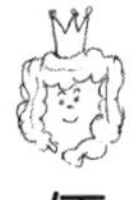

便秘は万病のもと!?

便はどんどんつくられる

「体にとって不要なものは?」と訊かれたら、まず「便」が思い浮かぶのではないでしょうか。体外に出す老廃物は、便のほかに尿や汗、垢《あか》などがありますが、便はこれら老廃物の7割以上を占めるそうです。便は老廃物の第一人者、キング・オブ・老廃物と呼べそうですね。「溜めない体=健康になる」ということは、「便を溜めずに出せる体にする」と言い換えることができます。

口から入った食べ物は、「体になるもの」と「不要なもの」に仕分けされます。そのうち便は体にとって不要と判断されたものの集大成です。同時に、体外に出荷されるまで待機する生もの（商品）です。

食べ物=私たちの体+体以外（便などの老廃物）

「私たちの体」に関わるのが小腸、「体以外」に関わるのが大腸です。

食べ物が体と体以外になるプロセスはこうなっています。

消化された食べ物の中にある体に必要な栄養分（栄養素）は、小腸の壁から吸収されて体内に摂り込まれます。腸壁から吸収された栄養分は、門脈という消化器系特有の血管を介していったん肝臓に渡り、肝臓から心臓↓肺↓全身（＝体の隅々の細胞）へと輸送されます。

小腸で吸収された栄養分や、肺で取り込まれた豊富な酸素が細胞の隅々に行き渡ると、細胞の新旧交代が起きます。これが新陳代謝です。私たちが元気ハツラツなのは、新陳代謝がきちんと行われているためです。このことから「私たちの体」は、小腸で栄養分が上手に吸収できることが絶対条件になります。

一方、便は小腸で吸収されなかった食べ物のカス（消化が不十分で吸収できない大きなサイズの食べ物、体内に吸収できない未消化物）などを材料に、大腸内の腸内細菌の力を借りて作られます。82〜85ページで書いたように、腸内細菌には大きく分けて3つのグループが存在し、このうち、いい便づくりに欠かせないのが善玉菌グループです。

大腸は小腸から送られた不要物を原料に便をつくるウンチ製造工場。工場内の温度は37度前後、湿度はほぼ100％。これは雨が降る真夏の一番暑いときに、冷房のない部屋で、窓も開けずにいる状態以上のムシムシぶりです。この環境で便（商品）はつくられます。体の中だからありうる環境ですが、常識で考えたら衛生上大問題です。ちんたら便をつくろうものなら、よい菌よりもわるい菌たちが先に増殖し、工場内はしっちゃかめっちゃかになります（こんな工場が世の中に実在したら、厚生労働省あたりからすぐさま工場閉鎖、よくて改善命令が下されることでしょう）。常識で考えたら異様に感じる大腸の環境下で、私たちの便は日々つくられるのです。

便はどんどん腐敗していく

ウンチ製造工場の生産ラインがストップせず、善玉菌の働きがメインでつくられた商品（便）は、新鮮でニオイも少なく、色や形も美しいまま体外へ出荷されます（＝排便）。しかし、工場内でなんらかのトラブル（例：ストレスや善玉菌不足など）が起き、商品が予定どおり出荷できず、工場内で長時間放置されてしまうと、商品は水分や新鮮さを失ってコロコロ・カチカチになったり、悪玉菌の働きが盛んになって工場内に悪臭ガスを発生させたりと、商品の品質劣化（便の腐敗）が始まります。この品質の落ちた商品を工場内に何日も保管することになり、出荷できない状態が続くことが〝便秘〟です。

できあがった商品をすぐに出荷すれば、高温多湿の環境下でも問題はありません。しかし、新鮮さがウリの商品を長時間保管し続ければ、品質は悪くなる一方です。劣化した商品だらけの工場内は、狭く汚くなってゆきます。この状態は工場内に留まらず、外（全身）にも広がります。工場から発生した便の成分を含む悪臭ガスが、血液と混ざって全身に運ばれるのです。現実社会では、工場から流される有害物質や汚染水の影響で、周囲の環境がわるくなったり、周辺住民への健康被害が出る事件が後を絶ちませんが、それと似た現象が体内でも起きてしまうのです。便秘が続くことは、私たちの体が健康からどんどん遠ざかることを意味します。便秘は慢性的な出荷制限に加え、悪玉菌の増殖、免疫力（私たちの体に備わる、異物に対する抵抗力）の低下を招きます。

便秘は病名ではなく、体の不調や不快感を表す状態や症状ですが、放っておくとあらゆる病気の元になる可能性を孕《はら》んでいます。便秘は万病のもとなのです。私たちに与えるいい影響はただの一つもありません。体に必要な下痢はあっても、体に必要な便秘など、絶対にありはしないのです。

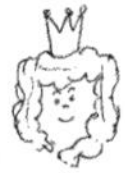

便秘薬は「ウンの尽き」

善玉菌まで一気に奪い去る

便秘。明確な定義づけはありませんが、3日以上排便がなかったり、毎日排便があっても残便感がある状態や、排便困難や腹部膨満感などの症状を伴う便通異常のことを意味します。

カチカチのコロコロ便だったり、痔になりそうなほどイキんだり、排便時にスッキリ感が得られない場合などは、毎日排便があっても便秘ですし、2〜3日に1度の排便でも、便の量がどっさり、スルっと力むことなく出て、ニオイも少なく形はバナナ状ということであれば、便秘ではありません。

排便は個人差があるため、他人と比べる必要はありません。便秘かどうかは、何回したか回数を数えるより、どんなモノがどれだけ出たか、質や量に重点を置いて見るのがよいと思います。

便秘で悩むお客さまの中には「便秘薬を飲まないと便が出なくて」と訴える方が多く（中には「(基本使用量が1〜2錠の便秘薬を）10錠飲んでも出ません」

というツワモノも）いらっしゃいます。

便秘薬は、くたびれた大腸に対し、強い刺激を与えて強引に排便させる刺激性のタイプが多く出回っています（センナ、キダチアロエ、大黄などが入っているのが特徴です）。

刺激系便秘薬は、力ずくで大腸を動かして排泄に及ぶため、まだ腸内にいてほしい細菌たちも便と一緒に大量流出します。流出した菌の中には、いい便をつくる善玉菌も入っています。

これを会社に置き換えてみますと、働く環境がいいとはいえない職場で、力を合わせて働いていた仲間に、ある日突然一方的な辞令が下っていなくなる状況です。仕事量は変わらないのに人数が減ってしまった職場で、いい仕事をしていい結果を出すことができるでしょうか。

辞令が下って仲間を失うがごとく、腸内ではお腹を下していい菌を失います。便秘薬を飲み続ける限り、善玉菌たちは流出し続け、便秘が改善する日はなかなか訪れません。

便秘の大腸がほしいのは、刺激（便秘薬）より休養であり、一緒に働いてくれる仲間（善玉菌や食物繊維）であり、「キツイ環境の中でがんばっているね」という私たち宿主からの労いの言葉です。

ただし、便を大腸内に溜め続けるくらいなら、便秘薬を飲むほうがまだマシです。このとき、便秘は薬で出せばいいという安易な考えは持たないでください。便秘薬の常習化と依存につながります。

便秘薬を使い続けると、大腸が薬の刺激に慣れてしまいます。薬の量がどんどん増え、ついには薬を手放せなくなるのです。薬漬けにされた大腸は被害者です。大腸をこんな状態にしたのは便秘薬ではなく、便秘薬を選択し使い続けたじぶん自身です。

この薬依存の連鎖を断ち切るには、ほんのちょっとの勇気と、薬の使用後に大腸と腸内細菌が元気になる発酵食品やオリゴ糖を積極的に摂取する〝菌活〟（88ページ参照）です。善玉菌が少ないままだと悪玉菌が優勢になりやすく、便秘と便秘薬のセットの日々が続いてしまいます。菌活をしないといつまでも残念スパイラルから抜け出せないままとなります（図1）。

図1

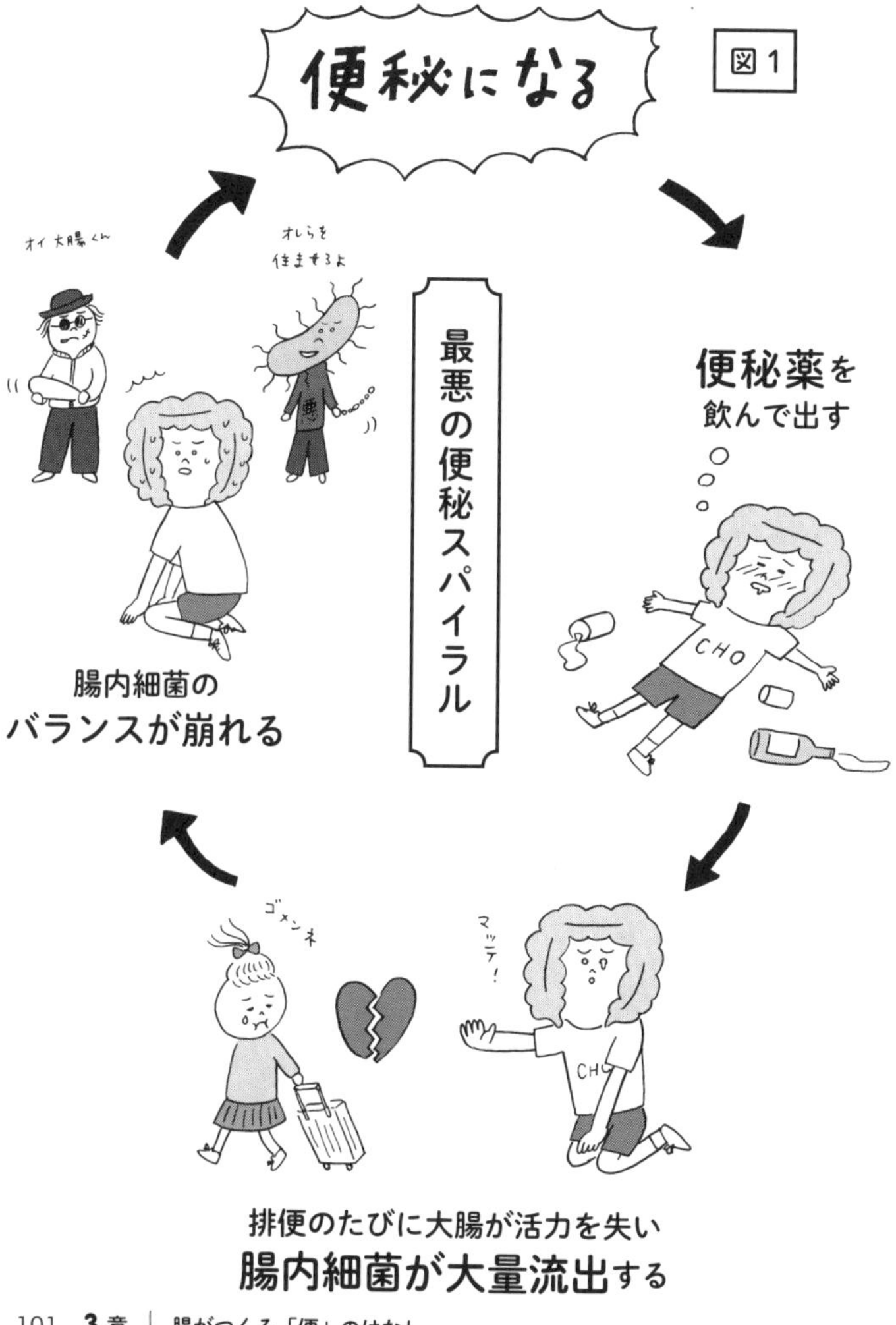

便秘になる
便秘薬を
飲んで出す
CHO
排便のたびに大腸が活力を失い
腸内細菌が大量流出する
マッテ!
ゴメンネ
CHO
腸内細菌の
バランスが崩れる
オイ 大腸くん
オレらを
住ませろよ
最悪の便秘スパイラル

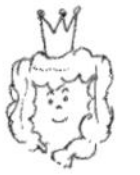

ストレスは最高の排便とともに流れる

腸こそデトックスが必要

大声で笑う、カラオケで歌う、夕日の沈む海に向かってバカヤローっと叫ぶ、女子会でおしゃべりする、涙を流すなど、ストレス発散には何かを「出す」のが定番です。ここに「最高の排便をする」もリストアップしましょう。

最高の排便は、常にいい便とセットです。いい便を排泄する瞬間、何ものにも代えがたい気分爽快さや達成感、充実感を味わうことができます。便意が起きてイキむことなく肛門からスル～っと排便したときの気持ちのよさといったら！最高の排便は健康の証《あかし》であると同時に、究極のストレス解消法です。溜まっていた便が気持ちよく出ると、体だけでなく気持ちまで軽くなります。

反対に、いい便がなかなか出ない状態でいると、排便時の爽快感も達成感も充実感も得られず、ストレスも便も溜まる一方です。ストレス発散には様々な方法がありますが、ストレスと便を一挙に解消する方法となると、最高の排便が最も相応《ふさわ》しいのです。

何年か前から、毒素を排出する意味を持つ、デトックス（Detox）という言葉が流行っています。当て字にすると、こんな漢字が似合いそうです。

デトックス＝出毒す

（心身に溜まった）毒を出すこと。この「毒」とは、

体＝便などの老廃物、体にこびりついている汚れ、疲労感

心＝不安感、焦燥感、いらだち、哀しみなどのネガティブな思考

生きていく上で、人と関わりを持つ上で、食べていく上で、体や心に毒が溜まるのは避けられないのかもしれません。だとしたら、溜まった毒を上手に出し、溜まったままにしない方法を学ぶのが賢明というものです。

トイレで便や尿を出し、体を動かして汗をかき、お風呂では1日の疲れや汚れを洗い流す。哀しいときは涙を流し、楽しいときは大きな声で笑って、吐く息とともにネガティブな感情を出す──。

体や心の中にいつの間にか溜まってしまった毒は、あらゆる方法で出す習慣をつけ、滞留していた毒を見逃すことなく、入ってきても留まらせないようにしてゆきましょう。

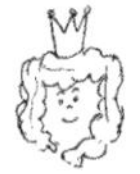

理想の便はどんな便？

出したら、形・色・ニオイをチェック！

いい便かどうかの判断基準は、回数より質や量を重視します。チェックポイントは次の表のとおりです。ごじぶんの便と照らし合わせて参考にしてください。

便の観察は、じぶんで「常に」「すぐに」できる簡易メディカルチェックです。費用もかからず、病院に行かなくてもできる健康診断ですから、やらない手はありませんね。

便は文字どおり体からの「便り」です。トイレでしっかり読んで（観察して）から水に流しましょう。

トイレの芳香剤や消臭スプレーは、便が臭いから必要になります。いい便になれば、イヤなニオイなんてしません（後に使う方へのエチケットやマナーとして、最小限の使用でじゅうぶんです）。

形（固さ）	バナナ状。トグロを巻くほど長い場合もあり。 固さは練り歯磨き程度。 カチコチ甘栗タイプや兎や鹿のフン、ねっとりペースト状、ヒョロヒョロと細い、泥状、ビシャっとした形にならない状態の便は水分や腸内細菌のバランスが崩れている証拠、改善の余地あり。
色	黄色～明るい茶色、黄土色。 便の色がこげ茶～黒と濃くなるほど大腸内にいる時間が長いことを示しています。便に血が混ざっていたり、赤黒かったり、白っぽいなどの場合は医師に相談してください。
臭覚＝ニオイ	ほぼ無臭または臭くないこと。
出した感	肛門からスル～ッと出て、スッキリ爽快が堪能できる。 排便後のお尻はトイレットペーパーで拭かなくてもいいくらいのキレのよさ。
量	150～200グラム。食物繊維摂取量によっても便の重さは変化するがバナナ約2本分くらい。
排便のタイミング	起床時、朝食後、昼食後、帰宅時、お風呂の前など。 絶対に〇時という時間の決まりは設けなくてよく、じぶんの生活リズムの中において規則的であること。
回数	排便回数は個人差（個体差）があります。食事のたびに排泄する、1日1回、2～3日に1回など。食べ物の質や量のほか、外出 or 自宅にいたなどの環境によっても変化します。何回排便したら合格・不合格という区別はありません。また、他人と回数を比較する必要もありません。 排便回数は、排便のタイミングが整ってくると、自然と定まってきます。回数にはこだわりすぎないようにしましょう。

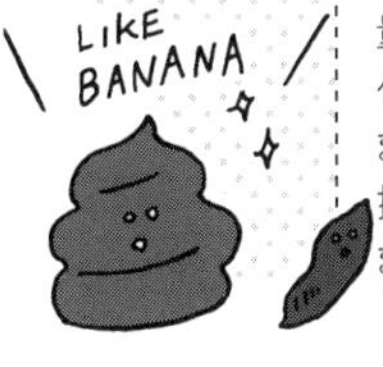

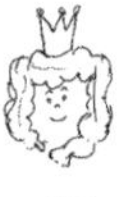

「宿便がどっさり」というウソ

大腸内視鏡検査で見る腸の中はキレイ

腸もみを受けにいらしたお客さまと接していて、かなりの確率で聞かれる質問があります。それは「わたしの腸、宿便溜まってますか?」です。

世の中には「宿便がどっさり出る!」というキャッチコピーの広告などが溢れています。宿便は、製造販売者側が便秘薬や下剤を買ってもらうために不安を煽って購買意欲を炊きつける言葉です。「便秘は体にとってよくないもの(ここは合っています)、溜めておくとそれが宿便となってこびりつき、体に悪影響を及ぼします、あなたが痩せないのは宿便が溜まっているからです」とありもしない幻想をあるがごとくに見せかけています。

そもそも、〝宿便〟とはなんでしょう。大腸に何年もこびりついている古くて固い便を想像した方もいるかもしれませんね。でも腸は便がこびりつかないようプログラミングされています。大腸は常にぜん動運動をしながら腸壁から粘液を出しているのです。大腸内のS状結腸~直腸あたりに便が留まり、数日間出づらい状態となる〝便秘〟は誰にでも起こる可能性があります。しかし、何年もの間、便が大腸に残りこびりつく現象は生理解剖学的には考えられないのです。

その証拠として、大腸内視鏡検査の画像を見ると、そこにはきれいなピンク色をした大腸トンネルが続いているだけで、何年もこびりついているような宿便らしきものはどこにも見当たりません。理由は検査前の下剤で大腸内の便が全て出ていったからです。このことから、西洋医学の観点では、**何年も居座り続けるような宿便は存在しない**と言うことができます。

中には「断食をした後に出る、いつもと違うあの便は？　あれこそ宿便でしょ？」と、思う方もいるかもしれませんが、あれも宿便ではありません。断食後に出た、いつもと違う便の正体は、断食で腸に余分なものを溜め込まなくなって腸が休養でき、代謝や修復作業がはかどったことで小腸の腸壁からはがれ落ちた細胞（小腸の角質のようなもの）だったり、腸内細菌の死骸だと言われています。

「幽霊の正体見たり枯れ尾花」の川柳ではありませんが、根拠のないものを怖がったり、噂に怯えたり、ハナからあると信じるのではなく、根拠のある情報を探して、やみくもに振り回されないようにしていきたいですね。

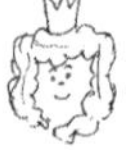

水も飲み方で便秘の特効薬に

溜めない体になる賢い水の飲み方

便秘を引き起こす原因の一つに水分不足があります。私たちの体の半分以上は水分です。日々の水分摂取は生命活動を維持するための重要任務です。

だからといって、水分の摂りすぎは禁物です。水分が体内に溜まった状態を漢方では「水毒」と呼びます。濡れた服を着たままにすれば体が冷えて体温が奪われるように、水分が体内に溜まると体が冷え、代謝が落ちてゆきます。水といえども与えすぎ（溜めすぎ）は体に害を及ぼします。逆に、水毒を恐れて水分を控えすぎれば、脱水症状、ひいては生命の危機にさらされることにもなります。

1日の水分摂取量の目安は1・5～2リットルですが、この量を遵守することが大切なのではなく、この量を基準にじぶんに合った量を見つけていくことが大切です。水を好む植物と水を好まない植物があるように、私たちの体も一人ひとり水分摂取量が異なることを知った上で、飲みながら適量を見つけましょう。**水分の量や摂り方、タイミングを変えただけで便秘が解消したケースもたくさんあ**

ります。ここでいう水分とは常温の水や白湯のことです。アルコール飲料やカフェインの含まれる飲み物は水分には入りませんが、カフェインの含まれないハーブティーや味噌汁などは水分の範疇です。

水を飲むのが苦手という方は、水分の多い食べ物を上手に活用しましょう。例えば、野菜や果物、海藻類、豆腐などに水分が多く含まれています。何よりお米。お米は水分をたくさん吸って炊き上がります。「便秘解消にはご飯を食べなさい」という説もあり、水分摂取という点では一理あります。ビタミンやミネラルが残っている玄米ならなおよいでしょう。反対に、パンはお米と比較して水分が少ないため、単体で食べると便秘を起こしやすい傾向にあります。

こうして考えると、ご飯に海藻や豆腐を具材にした味噌汁、野菜や果物といった和食系の食事をすれば、極端な水分不足はほぼ回避できます。さらに水分をタイミングよく摂取できれば、溜めない体になる賢い水の取り方は完成します。

溜めない体になる水分の摂り方の基本は、こまめに摂取すること。食事の時間以外では、トイレとトイレの間、起床時や入浴前後などです。こまめに飲めば体に負担をかけずに水分が摂れ、なおかつ摂りすぎの心配もなくなります。

CHOUMOMI-Taikendan

腸もみ体験談 5

40代・R様

便秘薬を手放せました！

最悪の便秘スパイラルをわずか3日で

刺激性の便秘薬を常用していたR様（40代）は、ふだんから体を動かすことが苦手で、20代後半から便秘がちになりました。最初は軽い気持ちで飲んでいた便秘薬も気がつけば10年以上が経過、「便は薬を飲んで出すもの」となり、毎日便秘薬を飲んで排泄していました。便秘薬に頼る前は、自力で排便できていたそうです。

私は「便秘薬を使用し続けたことで、大腸の動きが鈍くなっている可能性があります。腸をもんで大腸の動きをサポートしながら、善玉菌の多い食べ物を摂取すれば、また自力で排便できると思います」と話し、この日を境に便秘薬の使用を止め、腸もみを3日連続で受けてもらう約束をしました（この間の食事は、ヨーグルトや納豆、味噌汁などの発酵食品、シリアルや海藻類などの食物繊維を意識的に摂取するようアドバイスしています）。

初腸もみの翌日。排便はありませんでした。R様は「便は出ないし、お腹が張って苦しいから薬を飲みたい」と言ってきました。

これまで便秘薬で無理に排泄していた大腸です。便も善玉菌もまだ一定量に達していないだけかもしれません。それに善玉菌が増えると、一時的にいいガスも増えます。お腹の張りはいい変化の兆しの可能性があります。R様には、まだ薬を飲まずに腸もみを続けてもらうようお願いしました。

翌日、R様の腸に変化が現れます。10年以上ぶりに便意と少量の排便があったのです。R様は「ちょっとしか出なかった」と排便があったのに落胆していました。そこでR様に「ちょっとでもごじぶんで出せたのですよ。これはスゴいことです！　この調子でもう1日様子を見ましょう」と言い、自力での排便を高く評価しました。

やる気を取り戻したR様は次の日（腸もみ3回目終了後）、質・量ともに立派な便を出せたのです！

たった3日でいい便を自力で出せるようになり、R様は驚きと喜びでいっぱいのご様子でした。薬依存から抜け出した今も、日々自力で排便できています。

CHOUMOMI-Taikendan

腸もみ体験談 6

40代・S様

腸も残業していたサラリーマン

自分の腸の性格を知る

平日は排便がなく、週末ゆっくり過ごせるときに排便する40代営業職のS様。仕事中の緊張が強すぎてリラックスできないために便秘をしています。緊張しいのS様の食事をたずねたところ、

朝＝パンとコーヒー（食欲がないことが多いため、量は軽め）

昼＝営業中に、定食屋か営業車の中でコンビニのおにぎりまたはサンドイッチ

夜＝残業後、週の半分以上を居酒屋で食べる。揚げ物や肉系、〆は炭水化物

S様は、過度な緊張状態で腸が動きづらいことに加え、便秘しやすい食事をしっかり摂っていました。食物繊維や発酵食品に至っては、不足を通り越して欠如です。残業後のヘビーな食事は、腸にとって残業の始まり。深夜〜起床までの短い時間では、胃腸の消化・吸収活動が間に合わず、休むこともできず、翌朝、食欲不振という形で現れます。

忙しいS様には、食欲のない朝は、固形物を摂らずに水分のみにして胃腸を休

ませることと、外食時は緑と黒色の食材（食物繊維や発酵食品を含むもの）を意識することの、2点だけをアドバイスし、腸もみをしました。

ハードルを低めに設定したことで、S様はアドバイス以上のことを実践。食欲のない朝は水分のみ、食べられる時はシリアルとヨーグルト、昼と夜は、ひじきや海苔、もずくなどの海藻類、納豆、漬け物、味噌汁、キムチなどの発酵食品、煮物やサラダで野菜まで食べる変身ぶりです。さらに、副菜を増やした分ご飯の量を減らし、居酒屋の揚げ物を控えました。その結果「週末だけ」だった排便が「ほぼ毎日」に変わりました。S様はこの変化に驚きを隠せない様子でした。

それでも緊張が強すぎたり、気持ちや時間にゆとりがないときは、食事に気をつけても便秘をします。このことからS様は、じぶんの腸は食事の内容もさることながら、緊張が強いと便秘をする腸であることをハッキリ自覚しました。

現在は、食事にも引き続き気をつけてもらいつつ、腸もみや深呼吸などでリラックスを促し、快腸生活がキープできるよう取り組んでもらっています。

便秘の原因は一つとは限りません。便秘解消には、腸もみに加え、生活習慣や食事、考え方など、原因がどこにあるのかを振り返ることが必要です。

CHOUMOMI-Taikendan

腸もみ体験談 7

50代・S様

コーヒーで便秘or排便

利尿作用と大腸活性化

便秘が悩みで施術にいらした会社員のS様（50代）。日常生活の様子をうかがいながら、水分摂取についてもたずねてみたところ「水分はしっかり摂っています。毎日コーヒーで5〜6杯、それ以外に日本茶も飲んでいます」という答えが返ってきました。

カフェインが多く含まれるコーヒーやお茶などは利尿作用があります。これらは摂れば摂るほど尿として排泄され、便に必要な水分が足りなくなってしまうのです。その結果、カチカチコロコロの便が出る可能性が高くなります。その一方で、適量のカフェインは大腸にほどよい刺激を与え、ぜん動運動を活発にしてくれる働きもあるので、コーヒーを飲むと便が出るという方もいらっしゃいます。

さらにはコーヒーの香りでリラックスでき、腸の動きがよくなるケースもあります。コーヒー〇杯までならいい、ということが言いたいのではなく、じぶんとのバランス（適量）が大事で、過剰摂取が問題なのです。

S様の話を聞いたかぎりでは、毎日のカフェイン入りの飲み物の量がS様にとって過剰摂取気味で、いわゆる「水」が少ないように感じました（コーヒーや紅茶、緑茶、砂糖の入っている炭酸飲料などの嗜好品は水分摂取量にカウントしません）。

S様には嗜好品の量を減らしてもらい、減らした分を水（常温やお白湯）で摂ってもらうようアドバイスをした上で、腸もみを行いました。

1ヶ月後、再び来店したS様に、その後の様子をうかがったところ「指示どおりに実践してから数日後には、便通が改善しました」と笑顔で話してくださいました。

便秘の原因は、じぶんが無意識のうちに行っている生活習慣の中に潜んでいることも多く、それに気づかないため、なかなか改善に至らないケースも少なくありません。一日の行動パターンや食べた物を書き出して客観的にじぶんを見るのも、便秘解消には有効な方法です。

豆知識

口からオナラにご用心！

便秘が続いている人の大腸内は、腸内細菌のバランスがくずれ、悪玉菌が優勢です。

悪玉菌たちは悪臭ガスを作るため、その成分（アンモニア、インドール、スカトール、硫化水素など）が大腸内に充満しています。

ニオイの成分は大腸の壁から吸収され、血液と混ざって全身に運ばれた後、呼気（吐く息）や毛穴（皮膚呼吸）から出てきます。

便秘による腸内環境の悪化は、口臭や体臭にも影響するのです。

便秘 ⇒ 腸内で悪臭ガスが発生 ⇒ 全身便秘臭！

4章 CHOUMOMI Chapter Four

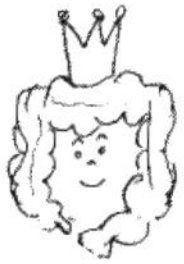

腸にやさしい食生活

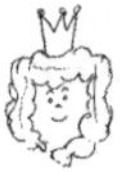

空腹は快便の特効薬

小腸が活躍する排便が理想

便を溜めずに出すことは、日々快適に生活し、健康を維持する上で大事なイベントです。この一大イベントの実施に際し、理想の排便の仕方をお伝えします。重要なのは、便そのものではなく、便を出すときの腸の状態です。腸の状態の良しあしは、空腹感と腹八分目で食べられるかで決まります。

皆さんは、グーっと腸が鳴ってお腹が空く感覚がありますか。お腹が空く前に「食事の時間だから」「今のうちに」と理由をつけて食べることはありませんか。お腹が空かないのは、腸が食べ物を受け入れる準備が整っていない状態です。

空腹を感じないままお腹いっぱい食べて排泄するのは、ところてんのような押し出し方式による排便です。食べ物を詰めこんで腸が動かされて排便に至るので、理想の排便の仕方とは呼べません。理想は、体に備わる本能を呼び覚ましての排泄。空腹を感じ、腸の自発的な動きを利用して排泄することです。

大腸でつくられた便は、ぜん動運動によって体の外に出てゆきます。ぜん動運動のしくみは、まず食べ物が胃に入って胃が刺激されることで、胃→大腸へと信号が送られます。この刺激で大腸は反射的に収縮、ぜん動運動が活発化します。すると便の保管倉庫のS状結腸に溜まっていた便が直腸に移動（便意が起きる）、直腸→肛門→排便となります。排便において、食べて出すという考えは間違いではありませんが、この方法だと動く腸は大腸ばかりで、小腸の存在がかなり希薄になっています。そこで空腹感の登場です。

空腹を感じると、小腸と大腸双方のぜん動運動が高まって排泄できます。というのも、小腸（主に十二指腸や小腸の上部）には空腹時限定で出されるホルモン「モチリン」があるからです。〝腸のそうじ屋〟とも呼ばれるホルモンで、モチリンによるぜん動運動は、小腸だけでなく胃や大腸などの消化管全体を動かすほどのパワーがあります。空腹をきちんと感じてモチリンが出ると、大腸は食べ物が胃に入らずともぜん動運動が起きて排便できるのです。

理想の快便とは、空腹を味わってモチリンを分泌させ、小腸と大腸が自発的に動いて便を出すことです。お腹が空いたと感じたのち腹八分目で食べるというシンプルな習慣が、本能を呼び覚ます排便スタイルを作ります。

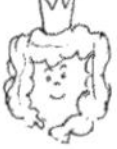

食べすぎは老化を招く

消化と代謝を両立させる

昔から「食べすぎは体によくない」と言われています。その理由は、太るからだけでなく、腸に負担がかかり「老化」を早めるからです。

溜めない体になるマストアイテムに「酵素」があります。酵素は、生命活動を維持したり、細胞が活動するために不可欠な体に備わる物質です（ボディ・エンザイムとも呼ばれます）。体内で作られる酵素は「体内酵素」と呼ばれ、数千種類あります。体内酵素は食べ物の消化・分解を促し、吸収するために働く「消化酵素」と、体の修復や新陳代謝などに使われる「代謝酵素」の2つに大別できます。体内酵素は使われる直前まで「潜在酵素」として存在し、体の状態によって消化酵素または代謝酵素のどちらになるか決まります。このほか、食べ物に含まれる「食物酵素」もあります。多くの酵素は50度以上になると活性を失うとされ、加熱調理した食材は、ビタミンやミネラル、食物繊維は摂取できても酵素を摂ることは難しく、酵素を食べ物から摂取する場合、非加熱（生食）や発酵食品を選ぶようにします。

体内酵素がたくさん使われるほど私たちの体はどんどん老化し、酵素が作られなくなったときが死ぬときです。食物酵素は体内酵素の無駄遣いを補うのに一役買ってくれる存在という位置づけです。

この関係性は、財布の中のお金を、食費と生活費それぞれにどう割り振るか、と考えるとイメージしやすいかもしれません。


財布（潜在酵素）＝食費（消化酵素）＋生活費（代謝酵素）

限られた財布のお金を食費にばかり費やすと、生活費が足りなくなりますが、食費を節約できれば、生活費にお金を回すことができます。潤沢とは言えない財布の金額でやりくりをしているときに、臨時収入（食物酵素）が入ってくると、食費と生活費どちらにもゆとりが生まれます。

食べる量が多かったり、消化に時間のかかる食べ物ばかりを摂取すると、消化活動を積極的に行うため「消化酵素をたくさん作れ」と脳が指令を出します。潜在酵素は無尽蔵ではないため、消化酵素が多く作られると、代謝酵素の働きは抑制されます。

反対に食べる量が少ないと、消化酵素をたくさん作らなくてすむ分、代謝酵素を作ることができます。代謝酵素がたくさん作られると、新陳代謝がスムーズになり、くたびれた体が回復に向かいます。

（さきほどの財布を例にすると、臨時収入に頼らなくても、日頃から食費を抑え、生活費にお金を回す習慣をつければ、生活に困ることはなく、快適な暮らしができるということです）

ケガをした動物は食べない

ケガをした野生の動物は食事を摂りません。動けないから食べられないのではなく（それもあると思いますが）、食べることで消化酵素が使われてしまうと、ケガを治すために必要な代謝酵素が作られないことを本能で知っているからです。動物はじぶんにとって最善の方法を本能（腸）で感じているのでしょう。

どんなに賢くなっても、進化しても、ヒトも動物です。風邪を引いて熱がある、体がだるいなどのときに食欲がない経験をした覚えのある方は、本能が働いています。じぶんの体の声を（弱まったときだけかもしれませんが）聞くことができています。

食欲が失せて食べる量が減ると、胃腸の休息ができ、消化酵素の生産が抑えられます。そうすると、体調を整え、機能回復を促し、免疫力を高めるための代謝酵素を生産できます。食欲がないと感じたら、食べない（または少食にする）ほうが早く体調を回復できるのです。

食欲のないときに限らず、ふだんから食べる量を控えると、消化酵素をあまり使わなくて済むため、新陳代謝や修復に使いたい代謝酵素の働きが活発になって、私たちは若々しく元気でいられます。

食べすぎは摂取カロリー過多による肥満を招くだけでなく、消化酵素の無駄遣いによって代謝酵素が抑制され、新陳代謝を低下させます。お腹がいっぱいになるまで食べるほど代謝は落ちて、体の老化はどんどん進みます。

溜めない体とは、代謝がスムーズに起きる巡りのよい体のことです。まずは消化酵素の無駄遣いを減らすこと＝食べすぎない＝腹八分目を意識し、「まだ食べられる」くらいの少食グセを身につけましょう。先人たちの言う腹八分目は、溜めない体、老化しない体でいられる最も適切な量なのです。

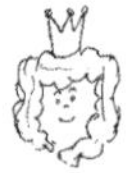

食べすぎは腸へのいじめ

休みなしで残業を続けるのと同じ

食べすぎは体内の消化酵素を大量に消費し、老化や肥満を招くほか、腸の仕事を増やすので、消化や吸収、排泄、疲労回復までの時間が長くなります。

食べすぎ

↓

腸のオーバーワーク・過労

↓

腸に不要なものが溜まる

↓

だるい、疲れがとれない、免疫力の低下、冷え、代謝の低下

ということです。

「食べる量」を9～17時が定時の会社員の勤務時間にたとえると、

腹八分目＝定時の17時で退社（じぶんの時間ができ、リフレッシュできる）

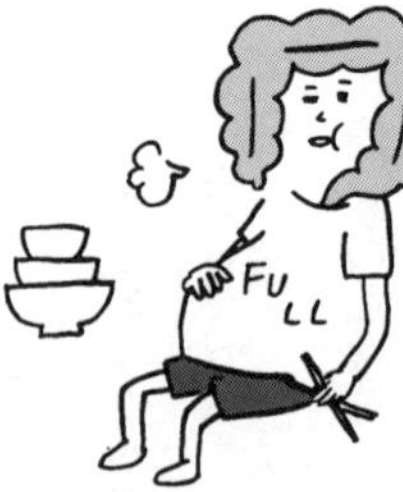

毎食満腹＝21〜22時まで残業する日々（休む時間も少なく、疲れが抜けない）
暴飲暴食＝深夜残業、徹夜、休日出勤（疲れ＋睡眠不足＋ストレス過多）
という具合でしょうか。毎日仕事が多くて終わらず、休むときに休めず、休日に睡眠もロクに取れない日が続けば、仕事の効率がよくなることはまずありません。

腸にとって「食べすぎ」は、オーバーワークや残業と同じです。

毎回満腹になるまで食べるのは、腸にとって消化・吸収・排泄の仕事をたくさん請け負うことを意味します。多すぎる仕事を抱えた腸は、過労になり、疲労が蓄積されてゆきます。

疲労した小腸は、動きが鈍く、硬く冷えてゆき、消化や吸収もうまくゆかず、免疫力は落ち、病気のリスクが上がります。疲労した大腸は、動きが鈍くなって便秘をしたり、処理しきれない仕事量のため、ギブアップして仕事を落とす＝下痢をすることもあります。

美味しいから、まだ食べられるから、もとを取らないと損だから——。どんな理由であっても、食べすぎは腸の負担が増え、病気のリスクが高まります。食べすぎは自虐行為と言っても言いすぎではありません。

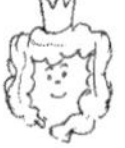

「食財」にする食べ方・「食罪」にする食べ方

自分にとっての適量を探す

「○○を食べると健康にいい」というテーマで食材が紹介されることが多い昨今ですが、万人が等しく健康になる食材など、ただの一つもありません。健康のためには何を食べるかより、適量を食べることが大切です。食べたものが体によいように感じたら、食べた量が適切だったという証、よくない働きをしたときは、適量ではなかった、それだけのことです。

本来、食材そのものに善も悪もありません。食べた量がじぶんにとって適量であれば食財（善）に、そうでなければ食罪（悪）に変化するのです。

運動嫌いで健康オタク、趣味はダイエットとおっしゃるぽっちゃり体型のK様（60代）。「○○を食べると痩せる」と聞けば、○○をたくさん食べ、「△△がいい」と知れば、△△をどっさり買い込んで食べていました。痩せる食材を食べているのに痩せないと嘆いてサロンにおいでになりました（明らかに食べすぎです）。K様の腸は冷えてカチコチ、かなり代謝がわるそうです。「健康にいい」

「痩せる」の言葉に乗せられて食べすぎ、適量をオーバーし、特に小腸がくたびれ果てていました。食財になるはずの食材が食罪になった残念なケースでした。

例えば、「アーモンドは1日30粒食べましょう」とテレビで放送されたとします。その番組は視聴者一人ひとりの体の状態を把握した上で紹介していますか。20歳の頑健な男性と80歳で持病のある女性が同じ番組を見たとき、両者にとって30粒のアーモンドは適量でしょうか。体のつくりも内臓の元気度も違います。20歳の男性には物足りず、80歳の女性には多すぎるかもしれませんよね。

適量とはその人の体質や年齢、体調によって異なり、変化し続けるものです。毎回面倒くさがらず、じぶんの体に聞いてみないとわからないのが適量です。

テレビなどで取り上げられる健康食材を試すのはかまいませんが、表示されている量に絶対の信頼をおいて食べるのではなく、じぶんの体にどういう変化がおきるのか、様子を見ながら、量を調節して食べてほしいと思います。適量を知っているのはじぶんの体だけです。

食材を食罪にしないため、溜めない体になるために、常にじぶんの腸に問いかけながら適量を見つけてゆきましょう。

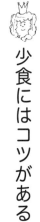

少食にはコツがある

❶ 志を高くかかげない

最初に高めの目標を設定すると、達成までに無理をしたり、達成期間が長くなったりしてストレスが溜まります。少食のよさがわかる前の挫折は避けたいので、目標は低めに設定し、できることからできる分だけ実行します。

❷「ながら食べ」の廃止

スマホや携帯を操作しながら、テレビや新聞、本を見ながらの「ながら食べ」は、食べることへの集中力が散漫になります。食べることに集中しないと食べたときの満足度が低下、脳は満足の代わりに満腹を得ようとします。食べることに100%集中すると満足感が得られ、腹八分目で済むことがわかります。

❸ 食事の時間を楽しむ

食事は五感をフルに使って楽しみます。目で見て、美味しさを想像して、鼻で香りを堪能して、舌で味わい、歯ざわりや歯ごたえ、温度などの感覚を耳と触覚で楽しみましょう。

●感謝して食べる

食材の命をいただいてじぶんの命が支えられていることに、作ってくれた人に、美味しく食べられるじぶん自身に感謝して食べましょう。

●ゆっくり大事に味わう

食事は少しずつ口に運び、よく噛み、味わいます。口に入れたものを飲み込んでから、慌てずに次の食べ物をいただきましょう。よく噛むと脳が刺激され、腹八分目＝ちょうどいい量と感じるほか、胃腸の消化も助けてくれます。

●あえていいものを選ぶ

「同じ値段なら大盛り！」はNGです。「量が多いほうが得」という考えは腸疲労のもと。同じ値段なら量の少ないもの、同じ量なら値段の高いものをあえて選びます。「もったいない」という付加価値によって、少量を最後まで大事にゆっくり味わって食べられます。

●一旦、箸を置いて待つ

「まだ食べられそう」が、食事のやめ時です。このタイミングで箸を一旦テーブルに置きます。待つこと少し、脳にも「満たされた」感覚が伝わります。

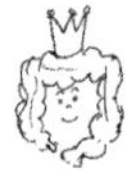

悔い（食い）改める休暇を作る

何もしない「プチ断食」が即効性大

疲労した腸が短時間で復活できる方法があるとしたら、すぐにでも実践したいと思いませんか。すぐできます。何もしない＝食べないことです。何もしないことは、腸に余分な仕事を与えず、特別休暇を付与することです。「何もしない」をするのです。

くたびれた腸をヒトにたとえるなら、残業や飲みの付き合い、休日出勤が重なり、何日もまともに休んでいないサラリーマンです。働きすぎたときに脳裏をよぎる想いとは「ゆっくり休みたい」ではないでしょうか。

働き続けた（たくさん食べて消化酵素を使った）ために、じぶんの時間（代謝酵素）がなく、疲労回復できないときは、何もせず（食事をせず）一日のんびりする（消化酵素の消費を抑え、代謝酵素を作れるようにする）のが一番です。

くたびれた腸には、週1回〜月1回程度、食事をしない時間を作って、「プチ断食」という特別休暇をプレゼントしましょう。

オススメのプチ断食は、固形物を摂らずに過ごす方法です。水分や自然塩は摂取してください。固形物を一定時間以上体内に摂り込まないことで、胃腸を休め、消化酵素の分泌を抑え、代謝を促進するのがねらいです。

代謝酵素＞消化酵素　になると、疲労の溜まった腸や体の修復ができ、免疫力も高まり元気になります。食べないことで空腹感が得られるため、腸のぜん動運動を高めるホルモンのモチリンも分泌され、腸の動きはさらによくなります。

1日3回食事をしている方は、朝または夕食を抜いてプチ断食です。

◆夕食↓翌朝プチ断食↓腹五〜八分目の昼食（消化のよいものをよく噛む）

◆昼食↓夕食をプチ断食↓翌朝は腹五〜八分目（消化のよいものをよく噛む）

朝または夕食をプチ断食すると、昼食を抜くより長い時間（15時間前後）胃腸を休ませることができます。日頃食べすぎている方がこのプチ断食を定期的に行うと、腸内に溜まっていた老廃物が一掃され、小腸↓大腸↓体外へと排出されやすくなります。

週1回〜月1度の腸内リセットを腸にプレゼント。くたびれた腸が一番ほしいものは、何かを与えることではなく、何も与えないことです。

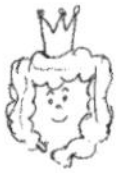

和食のスゴい力

野菜と発酵食品はスゴい

腸は食べた分だけ仕事が増え、疲れ、余分なものを溜める運命を背負っています。溜まる腸と溜めない腸との分かれ道は、次の2つが実践できるかどうかです。

1つは1章で紹介した「腸もみ」で腸そうじをし、溜まったものを出せるようにすること、もう1つが「溜めない食事」をすることです。体も便も食べた物から作られます。日々の食事を「溜めない食事」にすれば、溜めない腸と体づくりがスムーズに行われます。

溜めない体を作る溜めない食事には、じぶんの腸に合った質や量で食べる＝「自己チュー」ルールが必要です。自己チュールールがないまま食べるがゆえ、食べすぎや胃もたれ、便秘、下痢、冷えといった悩みが後を絶たないのです。

自己チュールールの基本的な考え方は、

1　**和食を中心に、ナッツ類と少量の動物性食材を摂り入れる**

2 主食（炭水化物）を食べるときは、海（海藻類）＋山（きのこ類）＋微生物（発酵食品）を加える

です。手間暇かけずにできるメニューを最後に付録で紹介します。

旬の野菜や豆類などの植物性の食材を多く摂り入れ、ナッツ類で脂質を補い、動物性の食材と味つけ（調味料）は控えめにします。

和食は、高たんぱく・低脂質で、食物繊維やミネラル、ビタミンが摂取でき、栄養面でもバランスが取れているため、生活習慣病の予防にも役立ちます。

海藻類、きのこ類、発酵食品は、外食が多い方に不足しがちな食材です。主食（お米、パン、麺類など）の割合が全体の8割以上占める場合、主食を減らし、トータル量は増やさないようにします。

このルールを習慣化すると、動きが軽いと感じたり、お腹が気持ちよく空いて、体（腸）が何をどれくらい欲しているかわかってきます。新陳代謝と免疫力がアップし、病気や老化とも縁遠い人生がやってきます。溜めない食事を覚えた先には、いいこと尽くしが待っているのです。

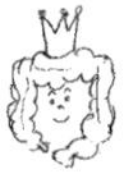

溜める食べ物・溜める考え方

食罪になりやすい食材には注意

溜める食べ物とは、絶対に食べてはいけないものではなく、積極的に食べることを控えてほしい食材のことです。

具体的には、肉類、時間の経過した揚げ物、酸化したオイル、ファストフード、ジャンクフード、スナック菓子、添加物や保存料の多いもの、精製された白色食材（小麦粉や砂糖、塩など）。精製された食材は体に必要なミネラルが失われています。白色食材でもヨーグルトや豆腐などはここに含まれません。詳しくは、154ページの豆知識、付録ページの最後にある「溜めない体になる養腸法」を参考にしてください。

そのほか、時間が経過しても変質しない食材には、変質しない〝何か〟が添加されていますし、時間が経って変質（劣化）した食材には食べ物の持ついいエネルギーが失われています。

罪悪感を持って食べない

「これを食べたら太るよね」「体にはよくないってわかっているんだけれど……」と言い訳しながら食べてしまったことはありませんか。罪悪感に似た気持ちで食べる習慣はこの際捨てましょう。食べたものは、腸が全部引き受けています。よくないと思って食べることほど腸によくないことはありません。それでもどうしても食べたいときは「これから（腸に）負担がかかるものを食べます。ごめんなさい、そしてヨロシク」と腸に断りを入れ、気持ちよく食べましょう。

とはいえ、どんな食材も食べすぎれば体（腸）に溜まります。「まだ食べられる」時点でやめるクセをつけるのを忘れないようにしてください。

嫌いな人や、嫌な環境の中で食べない

何をどれくらい食べるかに次いで、どんな環境で、誰と食べるかも大事な要素です。マイナスの感情を抱いてしまう相手や場所で食べれば、ストレスが増え、腸が上手に食べ物を処理できなくなります。一食一食を「おいしく、たのしく、ありがたく」いただく環境づくりを心がけましょう。

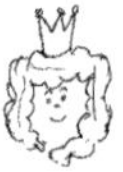

食べるなら「緑」と「黒」を選ぶ

迷ったら、色で選ぶ

栄養素やビタミン、ミネラルといった食に関する知識がなくても、食材の色のバランスがいいと、栄養バランスも整います。

食べ物はざっと赤、白、黄、緑、黒（茶）の5色に大別できます。溜めない食事ではこの5色を揃えつつ、赤、白、黄は控えめに、緑と黒を多めにします。

緑……ほうれん草、小松菜、大根やかぶの葉、春菊、ブロッコリー、せり、アスパラガス、かぼちゃなど

黒（茶）……わかめ、海苔、ひじき、大豆、きのこ、きくらげ、ごぼう、筍、胡麻、生姜、味噌、しょう油など

焼いたり、煮たり、マンネリを防ぐ

焼くだけ、蒸すだけなどひとつの調理法ばかりだと、食材（素材）の魅力を出し切れなかったり、食べ方に偏りが出てしまいます。和食には季節や食材の特長

を活かし、マンネリ化を防ぐ工夫として、5つの調理法があります。

1 切る（生）
2 焼く
3 煮る
4 蒸す
5 揚げる

溜めない体作りは、これに2つを加えた7つの方法で腸をサポートします。

6 発酵＝味噌、しょう油、塩麹《しおこうじ》、酢、納豆、漬け物、ヨーグルト、チーズ
7 干す＝ひじき、昆布、切干大根、高野豆腐、干椎茸、ドライフルーツ

目に見えない微生物の働きによる「発酵」と、乾燥という自然の力がもたらす「干す」です。「発酵」「干す」は食材の長期保存を可能にし、旨味もアップします。

食事は内食・中食・外食問わず、この7つの調理法が1〜2日の中でまんべんなく揃うよう心がけていきましょう。

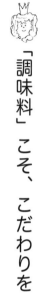

「調味料」こそ、こだわりを

ちょっと高級な調味料は、じぶんへの投資

食べたもので体ができているということは、体を構成する約37兆個の細胞に、食べたものの履歴や記憶が蓄積されていると言い換えられます。だとしたら、残留農薬の多いもの、保存料まみれの食材・食品ばかりを摂取すれば、農薬や保存料の情報が入った体になる可能性が出てきます。とはいえ、日々口にする食材すべてを徹底的にこだわり、吟味し続けることは、なかなか容易ではありません。

私の場合、選択できるときは無農薬や有機栽培の食材を摂っていますが、徹底はしません。食の安全性や新鮮さを気にしつつも、こだわりが強すぎると、「○○は食べてはいけない」的な禁止事項が増え、食べることがストレスになってしまうからです。

食べ物すべてにこだわるのは難しくても、毎日使う調味料にこだわりを持つことならできます。特売や広告の品、徳用サイズの調味料と、この際キッパリ縁を切るのです。大量生産かつ短期間で作られた味噌やしょう油ではなく、醸造元で手塩にかけ、時間をかけて熟成された無添加のものを買う。精製されて塩化ナトリウムしか残っていない塩を、ミネラルたっぷりの自然塩に変える。甘味は白砂糖以外に、みりんやオリゴ糖、メイプルシロップ、ハチミツ、黒糖や甜菜糖《てんさいとう》も選択肢として取り入れる。オイルは酸化したものを避け、フレッシュなオリーブオイルや亜麻仁油《あまにゆ》、ごま油を使う、などです。調味料もたくさん入っていると得した気分になりますが、その分新鮮さは失われ、劣化（酸化）が早くなります。常にゆとりを持って賞味期限内に使い切れる量を買い揃えるようにしましょう。

調味料は、こだわると大量生産の商品に比べて割高ですが、私たちの体に吸収されて細胞に溶け込み、体の一部となります。いい調味料にすることは、溜めないじぶんになるための自己投資です。オシャレなお店で1回食事をする金額で、こだわりの調味料は購入できます。もったいないどころか、後に健康や溜めない体となって返ってくる先行投資、ケチるほうがよっぽどもったいないのです。

それに、いい調味料にすると料理の味が格段に美味しくなります。食事が美味しいと、よく味わい大事に食べるようになり、ガツガツ食べることが少なくなるため、腹八分目で箸を置く習慣がこれまで以上に自然とできるようになります。

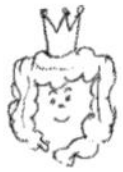

善玉菌を増やす発酵食品は毎日食べる

腸にやさしいお通じの味方

　善玉菌の代表と言えば微生物の力を借りて作られる発酵食品（ヨーグルトや納豆、味噌、しょう油、かつお節、漬け物、キムチ、チーズなど）です。しかし、生きたままでも死んでも有用な働きをする善玉菌たちは、食べ溜めやストックができません。食べ物で摂取した善玉菌たちは、腸内に数日間滞在した後、便と一緒に排泄されます。「今日はたくさんヨーグルトを食べたから、もう善玉菌は大丈夫」という風にはいかないのです。なにしろ腸内細菌は１０００兆個以上。ヨーグルト１００グラムに含まれる善玉菌はわずか10～１００億個程度、腸内細菌の1万～10万分の1の量です。発酵食品は一度にたくさんではなく、毎食少しずつ食べることに意味があります（発酵食品には塩分をたくさん含むものもあります。塩分の過剰摂取にならないためにも、少しずつが理想です）。

　便秘が悩みのお客さまたちに、ふだん発酵食品を摂っているかを聞いてみますと「納豆は週に1回くらい、ヨーグルトは気が向いたときに」と答える方も少なくありません。

発酵食品が腸や健康にいいことは理解していても、その程度の量や回数では焼け石に水。善玉菌の多い腸内環境をキープし、お通じを改善するには至らない量といえます。便の状態が理想の便と違う、疲れやすいなどと感じたら、発酵食品を多く摂ってみてください。**発酵食品は、微生物の働きで消化・吸収されやすくなっているため、胃腸への負担も少ないというメリットがあります。**

ストレス社会で悪玉菌が増えやすい環境の中、ジャンクフードやファストフード、コンビニ食の回数が増え、発酵食品を食べる機会が減れば、腸内環境をいい状態に保つのは非常に難しくなります。悪玉菌優勢の腸内は、キング・オブ・ブス腸の不名誉な称号を手にし、便秘や下痢、肌荒れ、冷えといった副賞までついてきてしまいます。

溜めない腸づくりの道のりに近道はありません。腸もみと、日々の食事で善玉菌をコツコツ摂り続けることが王道です。

参考までに、私は1日の食事の中で、納豆1パック以上と自家製のぬか漬けや塩麹、味噌汁、ヨーグルト、チーズなどを意識して摂るように心がけています。

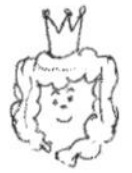

幸せホルモンが出る食材

トリプトファンを含む納豆、チーズ、ヨーグルト

幸福感の正体はセロトニンというホルモンでした（18ページ参照）。セロトニンが脳から分泌されると「なんだか幸せな感じ」に満たされます。脳のセロトニンがきちんと出るには、セロトニンのもととなる食べ物が必要です。セロトニンは必須アミノ酸の1つ「トリプトファン」が体内で変換されたものですから、トリプトファンを含む食材を食べることが大前提です（「アミノ酸」は体に必要な栄養素「たんぱく質」を構成するとても小さな成分。そのうち必須アミノ酸（9種類）はじぶんの体で作れないアミノ酸で、食べ物から摂る必要があります）。

食べた物を消化する「消化酵素」の働きで、たんぱく質がアミノ酸（トリプトファン）にならないと、小腸は吸収できません。たんぱく質たっぷりのメニューをどれほどたくさん食べても、消化酵素と小腸の働きがわるければトリプトファンは吸収されず、脳のセロトニンは増えないのです。**脳のセロトニンを増やして幸せになるには、小腸の吸収機能がきちんと動いているかにかかっています**（だからといって食べすぎは禁物です）。

日頃から小腸をもんで動きのよい状態にしておけば、食べたたんぱく質がムダにならずにトリプトファンとなって吸収されやすくなります。

トリプトファンを多く含む食材は、納豆、チーズ、ヨーグルト、アーモンドなどのナッツ類、豆乳、きな粉、豆腐、赤身の魚、シラス干し、レバーなどです。発酵食品は消化もよいので、腸にも脳にも嬉しい食材と言えます。

トリプトファンが吸収できても、まだセロトニンにはなりません。トリプトファン＋ビタミンB_6＝セロトニンです（正確には他のビタミンB群も必要です）。ビタミンB_6はたんぱく質の代謝促進に必要なビタミンで、レバーや赤身の魚、豆類、玄米、バナナやプルーン、アボカドなどの食材に比較的多く含まれるほか、腸内細菌の善玉菌も合成できます。

脳のセロトニンはトリプトファンを吸収する小腸の動き、腸内細菌が合成できるビタミンB_6、食材に含まれるトリプトファン（とビタミンB_6）、この3つが揃ったときにできあがります。腸もみと併せて、玄米ご飯のアボカド納豆丼や、ヨーグルト・きな粉・バナナを食べれば、腸も脳もハッピーになれそうですね。

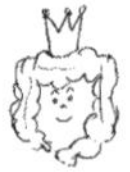

食品添加物の不自然な力

細菌の繁殖を防ぐ添加物は腸内細菌の天敵

何日（何ヶ月）も期限が残っている食べ物を見て「まだまだだいじょうぶ」と安心した覚えのある方は、期限に潜む落とし穴にハマっているかもしれません。

その理由をお伝えする前に、食べ物の期限について簡単に説明します。農林水産省の定めによると、「お弁当や惣菜、調理パン、洋生菓子、豆腐など、長く保存がきかない食品に表示してある期限」を消費期限、「ハム・ソーセージやスナック菓子、缶詰など冷蔵や常温で保存がきく食品に表示してある期限」を賞味期限と言い、どちらも未開封の状態で、表示されている保存方法に従って保存したときに食べられる期限です。

保存がきく食品の中でも、蔵元で時間をかけて作られた味噌やしょう油などの発酵調味料、長期保存が目的で作られた乾物や缶詰、レトルト食品以外の日持ちする食品の多くには、食品添加物が含まれています。保存料やＰＨ調整剤、酸化防止剤、着色料、香料、甘味料などが該当します。添加物は、保存期間を不自然に延ばしています。ヒトにたとえるなら、少しでも若くキレイに見られようと、厚化粧や特殊メイクで見た目をごまかしているような状態です。

命あるものは時間とともに変質（発酵や腐敗も含め）するのが自然です。細菌が食品にカビを生やしたり腐らすのも自然な姿です。それなのに、食品が本来の速度で変質せず、何日も同じ状態が続くのは、添加物の不自然な力が食品をコーティングし、細菌の付着や繁殖を防いでいるためです。不自然に加工された食べ物を見て「まだだいじょうぶ」と安心し、頻繁に食べていたら、腸内細菌の活動も抑制されてしまいます。今、健康上の問題がなくとも、**添加物まみれの食品を食べ続ければ、最終的には健康とは程遠い体になる可能性が出てきます。**

食べ物は変質するからこそ、使い切る分だけ買い、新鮮なうちに食べきる分だけ調理をするのが理想の姿です。そうすれば、食べすぎが減り、小腸は動きやすくなります。添加物の（少）ない食べ物が吸収されると、体はよりキレイになります。大腸内は腸内細菌が活動しやすくなります。そう考えると、冷蔵庫も添加物もなく、今ほど便利でもない昔の暮らしの中にこそ、溜めない体になる秘訣がたくさんあると言えそうです。

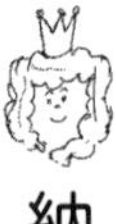

納豆は腸そうじの王道

善玉菌はもちろん、アミノ酸、ビタミン、食物繊維も豊富

納豆は味噌やしょう油と並ぶ日本の伝統的な発酵食品。体に必要なアミノ酸のほか、ビタミンや食物繊維も豊富です。

何も加えずそのまま食べても美味しい納豆ですが、アレンジやバリエーションによって、さらに美味しくなります。付属のタレや辛子以外の腸が喜ぶ食材をプラスして、美腸度と美味しさをアップさせましょう。

納豆だけではチョット物足りないという方は、ご飯をお茶碗に軽く一杯（100グラム程度）よそった上に乗せたり、お豆腐の上に乗せて召し上がってください。

納豆は冷凍保存できます。未開封の納豆は一旦冷凍庫に移し、食べる前日に冷蔵室に戻せば、美味しさそのままに食べられます。消費期限までに食べられないときは廃棄せず、冷凍保存しましょう。

納豆食
の極意
その1

□ 納豆＋食材でアレンジ

★ゴマと海苔

納豆とゴマ・海苔との相性はバツグンです。ゴマや海苔に含まれるビタミンやミネラル、食物繊維は、腸内細菌たちを喜ばせ、腸の動きをよくします。

我が家には刻み海苔が常備してあり、ゴマと海苔をたっぷり入れて食べるのが定番です。

しょう油はお好みで入れてください。

★瓶詰めのなめたけ、めかぶ、シラス干し

包丁やまな板を使うことなく、納豆がバージョンアップします。なめたけやめかぶには食物繊維が、シラスにはカルシウムが含まれています。
※瓶詰めのなめたけを入れる場合、付属のタレやしょう油は不要です。

★漬け物のみじん切り（たくあん、ぬか漬け、梅干し、キムチなど）

みじん切りにした漬け物類と納豆を混ぜると、乳酸菌と納豆菌がコラボレーションし、お互いの個性や特長を生かした美味しいハーモニーが生まれます。

納豆食の極意 その2

□ プラス調味料

★ごま油、マヨネーズ、七味唐辛子

良質のごま油は香りがよいだけでなく便通にもよいとされ、マヨネーズのチョイ足しはコクとマイルドさがアップ、七味唐辛子はパンチの効いた味に仕上げてくれます。冷蔵庫の中に納豆以外何もないときや、わざわざ買い物に行きたくないときに。

納豆食の極意 その3

□ 付属のタレの代わりの調味料

★自然塩、塩麹、しょう油麹、味噌、めんつゆ、ハチミツ（+しょう油）

納豆に入れるのは付属のタレやしょう油だけではありません。納豆はしょっぱい系（塩味系）やみたらし風（甘辛系）とも相性がいいので、興味のある方はトライしてみてください。

納豆食の極意 その4

□ プラス野菜

★大根おろし、アボカド、トマト、大葉

納豆をさっぱり食べたいときの鉄板の組み合わせは、なんといっても大根おろしです（消化を助けてくれる働きもあります）。大根おろしに極意その１で紹介したなめたけやシラス干しを加えるのもオススメです。

アボカドと納豆の組み合わせも絶品です。良質の脂質のほか、ビタミンや食物繊維が豊富なアボカドは、しょう油をつけるとマグロのお刺身に似た味わいです。納豆もアボカドもしょう油と合いますから、味は折り紙付きです。

私は食べやすい大きさにカットしたアボカド１／２個としょう油（または塩麹かしょう油麹）、刻み海苔、ゴマを入れて食べるのが大好きです。納豆がボリュームと栄養満点のメインのおかずに昇格します。

トマトと納豆の組み合わせは、アボカド以上のインパクトかもしれません。小さなサイコロ状に切って加えると、サラダ感覚で楽しめます。夏に納豆をサラっと食べたいときのイチオシです。ここに大葉を加えると、しその華やかな香りが口中に広がります。

CHOUMOMI-Taikendan

腸もみ体験談 8

40代・S様

体重も発疹も経過良好

腸を労り、体を修復

ある日突然責任のあるポストに抜擢された会社員のS様（40代）は、新しい環境に馴染めないストレス、残業、会食が増え、遅い時間にたくさん食べることが多くなりました。食べすぎ働きすぎで腸に疲労が溜まり、免疫力が落ちたのでしょう、全身にかゆみを伴う発疹ができています。腸もみをすると、案の定、S様の小腸も大腸も哀しいくらい硬く（長時間のデスクワークでひどい腰痛も併発）、S様も腸もこんな状態になるまでよくがんばっていたな、という印象です。

S様は、食べすぎで消化酵素をどんどん使い、体を修復する代謝酵素が作られにくい体になっていたのだと思います。そこに過度なストレスが加わり、体の抵抗力が弱まって発疹が治りにくい状態が続いているようです。こういうときこそじぶんで腸をもむのが一番なのですが、それができないほどくたびれきっていたため、目標を

・空腹を感じていなければ、食事の時間であっても食べないこと

・遅い時間の食事では、発酵食品や野菜を摂り、炭水化物と肉類を減らすことの2点に定め、できる範囲でできるときだけ実践してもらうことにしました。

1ヶ月後、再来店したS様のシルエットが全体的にスッキリしています。体重を聞くと、この1ヶ月の間に75→69キロと、6キロも落ちていました。体に出ていた発疹もやや薄くなり、顔色も表情も明るく、1ヶ月前とは別人のようです。

S様は、「じぶんの思う以上に、空腹感がないまま食べていました。アドバイスを実践しただけで体重が減ったということは、私の場合、惰性で食べていたんですね。食べることをガマンしたわけではないので、何も辛くありません。仕事は相変わらずの忙しさですが、この習慣をもう少し続けてみます」と笑顔で話してくださいました。

私たちの体は100%食べた物からできています。食べ物や食べ方を変えることができたとき、体は必ず変化します。食事（食べ方、食べ物の量や質）を変えるのは一見難しく、ハードルが高いと感じてしまいがちですが、そんなことはありません。むしろ、食生活をできる範囲で変えることは、誰もがすぐに実践できる最も簡単でシンプルな溜めない方法なのです。

CHOUMOMI-Taikendan

腸もみ体験談9

40代・T様

便秘の原因は食べ物にも

「手抜き」から「手軽」に

お腹のガスと便秘（週1~2回の排便）が悩みで腸もみを受けにいらした40代の主婦・T様。夫と子どもさんとの3人暮らしです。カウンセリングでT様の食事についてたずねたところ、晩ご飯のメニューから話されました。

夜＝肉か魚のどちらかを主菜に、ご飯、味噌汁、サラダなど

働き盛りの夫と育ち盛りのお子さん用のボリューム感のある内容が常のようです。栄養学的にはいいのかもしれませんが、「腸が喜ぶ」という点では、食物繊維や発酵食品が不足しています。とはいえ、晩ご飯だけで判断するのは尚早です。続けて朝や昼の食事についても伺うと、先ほどと違い、口ごもって言いづらそうです。それもそのはず。

朝＝食パンにバターとジャム、飲み物は牛乳

昼＝スナック菓子を一袋

T様の便秘の主な原因は、朝と昼の食事にありました。朝は時間がないから、

昼はじぶんだけだから、という理由で簡単に済ませていたようですが、この食生活では出るものも出なくなります。スナック菓子に使われている油は悪玉菌の大好物です。たまに召し上がるならまだしも、食事として一袋も食べれば腸内は悪玉菌の巣窟となり、便秘やお腹にわるいガスが溜まるのは当然のなりゆきです。

案の上、T様の大腸はガスでパンパン、便を溜めておくS状結腸はカチカチでした（水分不足も原因の一つです）。腸もみを終えた私は思わず「あの食事内容でよくぞ週1〜2回の排便がありましたね。T様の腸は劣悪な環境で頑張り続けています。健気でえらい腸です」とT様の腸に労いの言葉をかけていました。

時間がなくても腸にいい食事というのは工夫一つで摂れます。T様に、食事は「手抜き」から「手軽」に変えてもらうよう、次のようなアドバイスをしました。

朝は、パンの代わりに無糖タイプのプレーンヨーグルト＋シリアル。甘さが足りないと感じたらハチミツを加えたり、バナナやキウイなどの果物をプラスする。

昼食は、スナック菓子ではなく、サラダやチーズ、納豆を食べる。

食事を変えてほどなく、T様はほぼ毎日排便するようになりました。便秘の原因がじぶんの腸ではなく食事だと気づいた体験談です。

豆知識

控えめにしたい赤・白・黄

溜めない体づくりに相応しい食材の色は、赤・白・黄・緑・黒の5色で、そのうち緑と黒色を多めにするのがよいのでした（136ページ参照）。

養腸のために控えめにしたいのが赤と白と黄色。童謡チューリップに出てくる色と一緒です。具体例を挙げますので、控えるときの参考になさってください。

なお、野菜や果物の赤、白、黄、豆腐やヨーグルトの白はこの色分けに該当しません。

赤：肉類、加工肉（特に、牛やマグロなどの大型のもの、ソーセージ、ハム、サラミなど）

白：精製されたもの（小麦粉を使ったもの、白米、白砂糖、精製塩など）

黄：脂っこいもの、揚げ物（肉の脂身、ラード、バター、生クリーム、マーガリン、マヨネーズ、フライ全般、スナック菓子全般）

5章 CHOUMOMI Chapter Five

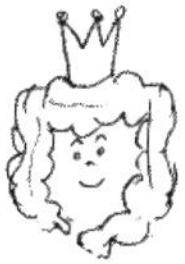

腸の健康は、溜めない暮らしから

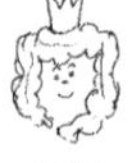

溜めない暮らしが溜めない腸を作る

空けることに意味がある

ここまで溜めない腸や体、食を中心にお伝えしてきましたが、ライフスタイルや考え方で溜め込む習慣があると、腸に不要なものが溜まりやすくなります。「日々の暮らしで溜めているものなんてあるのかしら……」。すぐに思い浮かばなかった方も、次の場所やものをチェックしてみましょう。

例えばリビング、冷蔵庫、押し入れやクローゼット、カバンの中、スケジュール帳の予定、財布の中のカードやレシート類、そして心。

ものが溢れかえったリビングでは、寛《くつろ》ぐことができません。詰め込みすぎた冷蔵庫は、冷えにくく、電気代がかさみます。着ない洋服だらけのクローゼットは、大事な一着を探すのにもしまうのにも時間がかかります。部屋に出しておけないものを押し入れにどんどん詰め込めば、何が入っていたのか忘れてしまい、また同じものを買うかもしれません。

予定がびっしり入ったスケジュールをこなせば、休みがなくて肉体疲労は蓄積される一方。ムダな荷物だらけのカバンは、筋肉への負担が増えます。ポイントカードやクレジットカード、レシートが溜まってパンパンに太った財布は、期限切れのカードがあることにも気づけず、何より見た目が美しくありません。

目に見えるものだけの話ではなく、気持ちも同様です。イライラした気持ち、焦り、怒り、執着、不満、不安。これらのネガティブな感情が溜まると、心楽しくワクワクできません。

「暮らし」や「心」の中に溜まったものがあると、人生の巡りがわるくなります。当然、腸へのいい影響など、これっぽっちもありません。

ものが入る場所はスペースを空けておくことに意味があります。空いている場所を物やマイナスの感情で埋めてしまうのは、満腹になるまで食べて、身動きが取れなくなる状態と何ら変わりません。**暮らしや心においても腸同様「まだだいじょうぶ」くらいの八分目の感覚がちょうどいいのです。**

暮らしの中で一見ムダかなと思える時間やスペースをあえて残します。すると気持ちにゆとりが生まれ、思いのほか快適に過ごせたり、効率がよくなったり、いいアイディアが浮かんだりと、巡りのよい人生を送れるようになります。

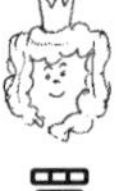

買い物——「安物買い」で失うもの

「安いから」と「お得だから」の概念を捨てる

溜めない暮らしに必要なのは、溜めない買い物法です。買い物にも溜める買い方と溜めない買い方があります。

「安かったから」「お得だから」「わざわざ買いに来たから」と理由をつけて買った経験はありませんか。目的があって買い物に来たはずが、その場の勢いや流れで必要ではない物まで購入したことはありませんか。

溜めない暮らしのためには「今本当に必要か」の視点で買い物をします。安いから、得だから、たくさん入っていたから、のような損得勘定で買うのは溜める買い方。洋服にしろ、食べ物にしろ、安くても特売でもセールでも詰め放題でも、「今本当に必要」でなければ買いません。どんなに安くても買えばお金がかかります。その上、買ったのに使わなかったり余らせたら、安物買いの銭失いです。買い物は本当にほしい物だけをほしい数だけ買います。ほしい物がなくて代替品を買ってしまうと、ほしかった物に対する執着と、また買いたいという購買欲求の火種がいつまでも残ってしまいます。

特に「安いから」という理由で買う習慣は考えものです。買いたい物がたまたま安かった場合は別として、**安いから買った物は、安くなければ買わなかった物です**。溜めない買い方の「今本当に必要な物」に該当しません。安い以外にも「とりあえず」や「いつか使う（＝食べる）かもしれないから」という理由は「今本当に必要」としていないので、溜める買い方です。

余計な物を買うと、その分だけストックする場所と消費する機会（時間）が増えます。冷蔵庫や貯蔵棚、クローゼットがいっぱいだったら、しまうのも探すのも時間や労力がかかります。何より「今本当に必要」以外の理由で買い物をすると、物に対する気持ちの冷め方が速く、物を大事にしない傾向が強まります。

殊に、安さにつられて買った物は、日を追うごとに不憫《ふびん》な扱われ方になります。クローゼットや冷蔵庫を開けるたびに「安かったから買っちゃったけど、全然着てない（食べない）な。もう流行ってない（保存期限が切れる）し、着る気（食べる気）もなくなったし。どうせ安かったんだから、この際買わなかったと思って捨てちゃおう」と、安物買いをした事実と一緒に葬られてゆきます。

じぶんにとって必要な物、不必要な物を知る

「今本当に必要」以外の理由、例えば先ほど紹介した「安いから」「とりあえず」のほか「その場の勢いで」「(季節や数量、場所) 限定だったから」「周りが持っているから」などの理由で買いたくなったら、一旦冷静になる時間を作りましょう。数日~1週間程度の期間を設け、それでも買いたいか思案します。

これは別れようか悩んでいるカップルの心理にも通ずるかもしれません。その場の勢いや感情で別れを告げた (買い物をした) ものの、やはり別れるんじゃなかった (買わなければよかった)、もう一度よく考えてみればよかった、と別れた (買った) ことを後悔してしまう……。ちょっと時間を置いて、冷静になって考えればわかることが世の中にはたくさんあるのです。

溜めないためには、勢いで買わず、周りに流されず、時間をかけて吟味し、それでも「ほしい」気持ちが変わらなかった物だけを買います。手間と時間 (とお金) を惜しんではいけません。惜しまなかった結果、じぶんの手元には本当に必要で大切で納得のいく物だけが燦然《さんぜん》と輝き残っているはずです。

それに、必要な物を買うために費やす時間は、決して無駄ではありません。慎重に選ぶことで、ほかのものに目移りしなくなり、不用意な出費という無駄がなくなりますし、冷静かつ正確な判断力や見極める力も磨かれてゆきます。

必要ではない物を買うのは、捨てる可能性の高い物を買うということです。なんとももったいない話です。捨てる物を減らすには、これまでのじぶんの価値観（溜める買い物の仕方）を捨てるのが一番手っ取り早い方法です。震災などの備えとしての備蓄品は用意しておくべきですが、それ以外で「いつか使うかも」「そのうち食べるかも」と溜め込むのは、溜めない体づくりには不要な習慣です。

余分な物がなく、必要な物だけが身の回りにある暮らしは、シンプルで非常にスッキリとしています。必要な物だけがあるのですから、物を捨てることがなくなります。溜めない買い方を実践すると、じぶんにとって必要な物と、そうでない物の区別ができ、周りに振り回されない、じぶんらしい暮らしが手に入ります。

反対に「今本当に必要か」で選ぶ買い方をマスターしないと、ムダな買い物ばかりの溜める暮らしが延々と続きます。この悪しき習慣の先に待つのは、不要な物と、近い将来捨てることになる物だらけの窮屈で雑然とした生活です。

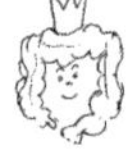

冷蔵庫――詰め込みすぎは究極の無駄

食中毒のリスクと電気代が増える

食べ物は冷蔵庫に入れておけば安心で、「食中毒は起きない」と根拠のない冷蔵庫絶対安全神話が蔓延していることに恐怖を覚えることがあります。冷蔵庫は半永久的に保存のきく魔法の箱ではなく、低温保管で食中毒を引き起こす細菌たちの繁殖速度をゆるやかにしたり、食べ物が変質（腐敗）する期間を少しだけ延長できる箱にすぎません。

食べ物は低温で保管すると常温時より長持ちします。だからといって、食べ物をどんどん冷蔵庫に詰め込んでしまうと、何を買ってどこに入れたかの捜索に時間がかかって、ドアの開閉を何度もしたり、開けっ放しの事態が発生します。そのたびに庫内の温度は上昇、低温が維持できなければ食べ物に付着する菌たちが繁殖をはじめ、安心して食べられる期間は短くなります。また、庫内の温度上昇は、再び庫内を冷やすための電気エネルギーが増えるため、電気代の上昇に直結します。詰め込みすぎの冷蔵庫は、庫内の温度上昇、食中毒菌の増殖、電気代アップと、嬉しくないものばかりが増えるのです。

詰め込みすぎの冷蔵庫に、新たに買った食べ物をしまう場合、多くの方は冷蔵庫の空いているスペースがないために手前に入れます。当然、過去に買った食べ物はより奥へ、より下へと追いやられます。過去に買った食べ物は、なかなか発見されぬまま、最も美味しく食べられる期間を過ぎ、忘れ去られ、ついには出番の来ないまま廃棄される運命となることもあるのです。

ほかにも、詰め込みすぎた冷蔵庫は、何が入っているか把握しきれないため、同じ物を買う無駄とリスクが出てきます。買わなくていいものを買うのはお金と時間の無駄です。庫内のドアポケットに使いかけと新品のドレッシングやジャム、冷凍庫に賞味期限だけが違う冷凍食品が何個も同席していたことはありませんか。詰め込みすぎの冷蔵庫はデメリットばかりです。

それでもつい買ってしまったら、心を鬼にして捨てることです。どんなにもったいないと思っても、不要なら処分します。不要なものを庫内に保管すれば、やがて食べることになり、腸に不要なものが溜まります。食べることで冷蔵庫の食べ物が減ると、なんとなくスッキリした気がしますが、それは本当になくなったのではなく、じぶんの体内に移動しただけで、何も解決していません。

溜めない腸にするには、冷蔵庫にものを溜めないところから。冷蔵庫のドアを開けずとも、どこに何が入っているのかがわかるくらいの状態にし、冷たい空気が循環する、眺めと巡りのいい状態にしておきましょう。

食べ残しの罪悪感をなくすには

一所懸命こしらえた料理を「食べきれない」という理由で処分するのは、なんとももったいないことです。だからと言って無理をして食べれば、じぶんの腸に負担がかかります。「もったいない」と「食べすぎ」の両者をなくす方法は、「作りすぎない」ことです。作りすぎ防止の最も有効な方法は、「買いすぎない」ことです。たくさん買うとたくさん作って、たくさん食べる（またはたくさん捨てる）ことになります。この「たくさんスパイラル」のもとを断ち切ります。たくさんスパイラルが続く限り、家計と胃腸への負担、加えて体重とゴミが減る日は一向にやってきません。

食材を買うときは、必要な物を必要な分だけ買い、ストックは最小限にします。

じぶんで料理を作るときは、食べきる分だけ作る習慣をつけましょう。外食時や他人が料理してくれたものも、多いと感じたら、箸をつける前に辞退します。

私は外食時もできるだけ腹八分目を心がけたいため、「ご飯は半分で」などあらかじめ少なく注文する習慣をつけています。箸をつけたご飯を残せば残飯（その先は廃棄）ですが、最初から少量で食べきれば、その心配もありません。それに、食べた後に残すと「こんなに残すのは、作ってくれた方に申し訳ないし、もったいない」と罪悪感が出やすいのですが、少なめにして食べきれば、食べ残しも「申し訳ない」「もったいない」といった気持ちも出なくてすみます。

作りすぎは食べすぎの可能性や、食べ物の廃棄、食べ残したことへの罪悪感を生みます。忙しくて食材を一度にまとめ買いをする方も、買い物は最小限のストックに留め、ちょっと足りないかな、くらいの量の買い物グセをつけましょう。それが買いすぎ、詰め込みすぎ、作りすぎ、食べすぎを未然に防ぎ、溜めない体になる秘訣です。買いすぎや作りすぎが減れば、ゴミも減ります。食べ残しをなくすことは、じぶん一人でもすぐに始められる、お財布とじぶんの体（腸）と、地球環境にやさしい習慣です。

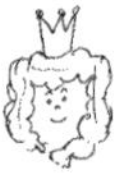

台所——腸と排水管は似たもの同士

排水管と腸をキレイにする「ホンのひと手間」

口から入った食べ物は、消化されながら小腸に運ばれます。体に必要な栄養素は小腸で摂り込まれた後全身に運ばれ、不要な物は大腸に送り届けられて便の材料となります。この精密かつ正確な仕分けが行われている小腸内は、冷房設備のない真夏の台所の排水管と似た環境です。腸内の温度は37度前後、湿度は飲食物の水分や小腸が分泌する腸液によって約１００％が保たれています。

仮に、室温37度前後、湿度１００％に近い状態の台所の排水管を、そうじもせずに放置しておいた場合、どんな状態になるでしょう。

何日もそうじをしていない真夏の台所の排水管を容易く想像し、思わず顔を歪ませた方は素晴らしいイマジネーションの持ち主です。そうじをしない真夏の排水管は、時間の経過とともにヌルつき汚れがこびりつきます。高温多湿の中で、このヌルつき汚れを放置すれば、汚れはさらにひどくなって、異臭や悪臭を放ったり、排水管の流れがわるく詰まりやすくなってゆきます。

ヌルつきと悪臭だらけの排水管をキレイにするには、汚れを最小限にする工夫をしながら、排水管をこまめにそうじすることです。汚れを出さない工夫として、食べ残しが出ない量の料理を作る、お皿や調理器具についた油汚れはペーパー類で拭き取ってから洗うなど、「ホンのひと手間」を惜しまないこと、一日一回サッと排水管をそうじすることです。「ホンのひと手間」が習慣になれば、時間も大してかからずに、排水管のキレイが保てます。

汚れた排水管と似た現象が小腸内でも起きています。腸管は、ドロドロになった食べ物が通過し、汚れが溜まりやすい場所です。小腸の汚れを放っておけば、汚れが溜まるだけでなく、悪臭を放ち、詰まって動きが悪くなり、冷えが生じ、免疫力が低下します。

排水管同様、小腸をキレイにする「ホンのひと手間」は、食べすぎないこと、脂っこいものを摂りすぎないこと、毎日腸をもんで腸そうじをすることです。

我が家では一日の終わりにシンクと排水管のそうじをします。ホンの数分のひと手間の積み重ねで、いつもキレイな排水管です（排水管をそうじした後は、腸そうじ（腸もみ）を日課で行っています）。

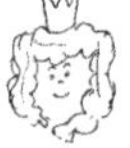

トイレ──腸からの「お便り」を受け取る場所

芳香剤、消臭剤でごまかさない

溜めない体になる場所として日頃お世話になるトイレ。トイレは排泄する場所であり、じぶんの食べた物が体の中でどんな旅をしてきたかをお披露目する発表の場です。じぶんの体から生まれた作品（便）は、先入観を持たず、できるだけ自然な空間で鑑賞することが望まれます。

例えば、消臭剤や芳香剤を使用しない、南国の魚が泳ぎそうな青や緑の便器洗浄剤の使用を控えるなどです。じぶんの作品は、ありのまま包み隠すことなく受け入れましょう。便が臭かったとしても、それは「腸の中も便同様に臭いので、なんとかしてください」という腸からのニオイつきのメッセージです。消臭剤や芳香剤で臭いものに蓋をしてしまっては、体からの声を無視することになります。

体からの声を聞いてきちんと対処し、腸内が正常な状態になれば、臭いニオイは臭くないニオイに変化します。臭くないニオイは腸からの感謝の現れです。便が臭くなくなれば、消臭剤や芳香剤も不要になり、また一つ余分な出費がなくなります。

便の色にも同じことが言えます。黒い便や血の混じった便が出ることがあれば、早急にお医者さまに診てもらう必要がでてきます。便の色にも体の状態を教えてくれるメッセージがしたためてあるのです。この色つきのメッセージを極彩色の水の中に排泄すれば、「大変です！　いつもと違う色の便です」という重要な内容が読めなくなってしまいます。体から出てくるものは、ニオイや色、固さ、量などを通じて、いつでも詳細にじぶんの体調がどんな状態かを報告しています。

じぶんの体から出た作品は、何もつけ足すことなく、ありのままの状態で鑑賞するのがルールであり礼儀です。体内からの天然の香りや色のメッセージを読み取るためにも、トイレ空間には人為的に作られたものは極力置かず、自然に近い環境を心がけましょう。後に使う方へのエチケットということであれば、メッセージを読んだ後に換気扇をつけたり消臭スプレーをかけるなどでじゅうぶんです。

便は文字どおり、体からの〝便〟りです。あなた宛に書かれた熱いメッセージには、大事なことがたくさん記されています。

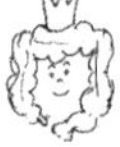

お風呂——血流をよくして溜めない体

ＨＳＹ派？　それともＨＳＰ派？

お風呂の湯船に浸かって体を温めることは、血行をよくし、溜めない体や腸づくりを後押ししてくれます。シャワー派で便秘や冷え性の方は、週に2回程度は湯船に浸かってみてください。それだけで腸にいい変化が現れることもあります。

まずは入浴前の水分補給の仕方から。常温の水または白湯をコップ1～2杯程度飲みます。**事前の水分補給は、汗とともに毛穴からの老廃物を出しやすくしたり、脱水症状を防いでくれます。**汗をかくと体内のミネラル分も出ていきますので、自然塩を、コップ1杯に対して一つまみ程度入れて飲むとよいでしょう。

溜めない入浴法は「ＨＳＹ」または「ＨＳＰ」で入ります。ＨＳＹは半身浴（ＨＡＮＳＨＩＮ-ＹＯＫＵ）、ＨＳＰはヒートショックプロテインのことです。

ＨＳＹ（半身浴）は、体（心臓や肺）への負担の少ない入浴法です。38～40度くらいの湯温でみぞおちあたりまで浸かります。室温が低いと湯に浸かっていない肩口あたりが冷えて体温を奪われますので、肩まわりに乾いたタオルをかけて浸かってください。この状態で20〜30分ほど時間をかけて入ると、副交感神経が優位になってリラックスでき、腸の動きもよくなります。

一方、HSPは、42度前後のやや熱めの湯温で10分ほどしっかり体を温める少しハードな入浴法です。HSPとは傷ついた細胞を修復したり、細胞の老廃物の分解を行うときに活躍するたんぱく質のことで、42度前後で活性化します。HSPが増えると、免疫力があがって病気や傷が治りやすかったり、疲れにくくなったり、低体温症の改善などが期待できるそうです。HSP量は入浴2日後くらいに増え、数日間効果が持続します。「ここぞ！」と思う日から逆算して2日前に入るとよさそうですね。

どちらの入浴法もお湯に浸かって体が温まり、水圧によるマッサージ効果も相まって腸が動きやすくなります。どちらが優れている、ではありません。ごじぶんの体調に応じて入浴法を使い分けてみてください。

※体調のすぐれない方、血圧が高めの方、体力に自信のない方、高齢の方はHSPを避け、半身浴やふだんの入浴法を、心肺機能に不安のある方、持病のある方は医師に相談の上、自己責任のもとに行ってください。

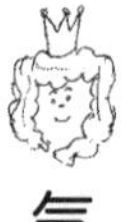

気持ち——イライラ、不満、不安を溜めない

溜まった心にも腸もみ

溜まって滞ると腸に影響が出る場所がもう一つあります。心です。

心に溜まりやすいのは、焦り、怒り、苛立ち、哀しみ、不安や不満などのマイナスの感情です。不快な感情は溜めないに限りますが、グチなどであからさまに出してしまうと、周りの方がイヤな気持ちになるため、出すタイミングに気を使います。時間の経過とともに消えてゆく感情もありますが、時が経つのをじっと待っている間に、次のマイナス感情を背負いこんでしまったら、心にゆとりがない状態がずっと続いてしまいます。

こうした感情が心に溜まり続けると、ストレス過多となって心身のバランスが崩れ、自律神経が乱れます。身体症状として、過食や食欲不振による体重の増減、ホルモンバランスの乱れなどが起きるほか、腸にもよくない影響（便秘や下痢、ガス、むくみなど）が現れます。心的には自暴自棄になったり、不眠になったり、やる気が起きなかったり、八つ当たりをしたり、なんでも他人のせいにしたり、場合によってはうつ病になってしまうケースもあります。それほどに心と体（腸）は表裏一体、切っても切れない関係です。心に溜まった感情を放っておくと、体や暮らしもスッキリできません。じぶんの人生、こんなハズではなかった、と後悔しないためにも、溜まった感情は放置せず出してゆきましょう。

やっかいなのは、感情は冷蔵庫などと違って、溜まっていても目に見えないということです。そこで、心と体の表裏一体関係を使って、体（腸）から心の状態を察知し、もんで不要な感情を取り去ります。腸もみの心地よさを実感すると、脳にリラックススイッチが入ります。このスイッチが入ると、強すぎるストレスやマイナスの感情でがんじがらめになっていた心が腸と一緒にほぐれ、どんどん軽くなってゆくのです。また、腸をもむ時間は、じぶん（の腸）に意識が集中でき、繰り返し腸もみをすることでマイナスの感情に襲われたり、振り回されたり、他人に左右されにくくなってゆきます。

腸をもんでリラックスすれば、幸せホルモンのセロトニンや腸内細菌の善玉菌も増え、やる気も免疫力もアップし、毎日を楽しく過ごせるようになります。腸もみは腸だけでなく、心に溜まった余分な感情も一掃してくれるメソッドです。

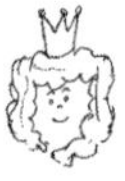

溜めない体になるために

最後に、腸を通して溜めないじぶんになる習慣をまとめました。ここに挙げたからと言って全部実行する必要はありません。できそうなものから一つずつチャレンジしてください。腸、体、心、暮らしを通し、〝溜めないじぶん〟へと変化する過程そのものを楽しみましょう。

1. 食べすぎない

食べすぎは腸の残業です。腸に残業をさせれば、余分なものがどんどん溜まる、巡りのわるい体へまっしぐらです。腸の過労と老化を防ぐために、日頃から「まだ食べられそう」と感じる腹八分目でストップしましょう。

2. 罪悪感とともに食べない

これを食べたら太る、体によくない、と思いながら食べるのは、食べ物と食べ物を処理する腸に失礼です。罪悪感を持つのなら、食べない選択を。食べることは、じぶんの命を未来につなぐことです。感謝の気持ちで食べましょう。

3. 腸をもむことを楽しみ、結果を急いで求めない

腸をもむ心地よささを味わい、経過を楽しみます。楽しんだ先に、じぶんの求める変化や結果（溜めない体）は待っています。

4. じぶん以外のものとの比較は無意味、じぶんの状態を知る

じぶんと他人の性格が違うように、腸も一人ひとり同じではありません。メディアなどで取り上げられる情報や数字は参考程度にし、じぶんの腸の状態や感覚を優先します（腸の状態を知る一番の方法は、もちろん腸をもむことです）。

5. なんでも腸のせいにしない

便秘や下痢などの不快な症状は、腸のせいではなく、これまでのじぶん（食べ物、食べ方、生活習慣、考え方など）が原因で起きているものばかりです。腸のビビりで繊細な性格を思い出し、どんなときも腸を責めないようにします。

6. じぶんの腸を信じきる

病めるときも健やかなるときも、死が二人を分かつその日までともに過ごす相手が腸です。何があっても私たち宿主を裏切らず、手をかけた以上に、お返ししてくれます。じぶんの腸のことは、1ミリも疑うことなく信じきりましょう。

豆知識

玄米のチカラ×発酵のチカラ

玄米の胚芽や表皮には、健康と美容に役立つ成分が多数含まれています。（ビタミンB群、ミネラル、食物繊維、γ-オリザノール、ＩＰ６など）

栄養満点な玄米は毎日摂りたい食材ですが、食べづらく消化に負担がかかり、なかなか続けられない現実があります。

そこで頼るのが「発酵のチカラ」です。微生物の働きで発酵した食べ物は、

吸収しやすい、栄養成分が増える、
美味しさがアップする

などいいこと尽くしです。

玄米と好相性の発酵相手（微生物）は「麹菌」。日本酒や甘酒でお馴染みの相手ですね。麹菌で発酵した玄米からは多くの酵素が生まれます。

玄米×麹菌（酵素）で作られる玄米味噌、玄米甘酒、玄米発酵食品などは「栄養の宝箱や〜！」です。

付録

CHOUMOMI RECIPE

養腸食レシピ

簡単調理で腸もよろこぶ

小腹が空いたら黒豆酢

【材料】

黒豆（または水煮の大豆）……………………………… 50g

酢 ……………………………………………………… 100cc

オリゴ糖（ハチミツ、メイプルシロップでも可）………… 50g

【作り方】

1. 消毒したフタのできる瓶などに酢とオリゴ糖を入れて混ぜる。

2. 1によく洗った黒豆を浸し、フタをして冷蔵庫へ。2～3日後から食べられる。

※黒豆が水分を吸って大きくなる分、黒豆を入れる瓶は少し大きめに。黒豆は茹でずに生のまま漬け込むことができます。オリゴ糖の量は好みで加減してください。

生の黒豆を使うことで弾力が出て、よく噛むので腹持ちがよくなります。生の黒豆に抵抗がある方は、水煮大豆でも代用可。調味液に昆布を刻んだものを入れるとミネラルと食物繊維がプラスされ、風味と旨味がアップします。食べた後の調味液は捨てずに水やお湯で割って飲んだり、ヨーグルトにかけて食べれば、腸内細菌も喜びます。

まな板いらずの
ヘルシーサンラータンスープ

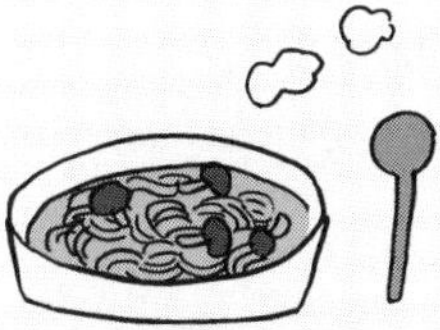

【材料】

なめこ …………………… 1パック
もずく酢 ………………… 1パック
中華スープの素 ………… 適量
こしょう ………………… 少々
ラー油 …………………… 適量

【作り方】

1. 鍋に水 300ccと中華スープの素を入れ、沸騰したら水洗いしたなめこを入れる。
2. なめこに火が通ったらもずく酢を入れ、一煮立ちしたところにこしょうとラー油を加えて味を調え、火からおろす。

辛いのが苦手な方は、ラー油ではなくごま油を加えてください。なめこの代わりにきくらげを入れても美味しくいただけます。火からおろす直前で溶き卵を加えると、酸っぱ辛さがマイルドになります。おかず系スープにするときは豆腐を加えましょう。豆腐にはトリプトファンも含まれているので、幸せ感と腹持ちがアップします。

食物繊維とビタミンチャージ
キャベツサラダ

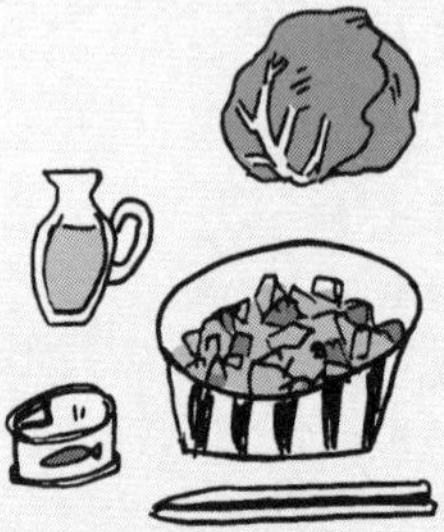

【材料】

キャベツ ……………… 1／6個
ツナ缶(ノンオイル)… 1／2缶
ドレッシング
酢 ……………… 大さじ2～3
オリーブオイル ……… 大さじ2
メイプルシロップ …… 大さじ1
塩麹…………… 小さじ1～1.5
こしょう ………………… 適量

【作り方】

1. 粗めの千切りにしたキャベツにツナ缶を混ぜ合わせる
2. ドレッシングの材料を混ぜて和える ※キャベツの量によって、ドレッシングの量は加減調節してください

比較的安価で一年を通して入手できるキャベツの食物繊維やビタミン(C、U)をガッツリ摂り込みます。塩味が足りない場合は自然塩で調節します。お好みで大葉の千切りやコーン缶などを加えたり、すりゴマをたっぷりかけるのもオススメです。

何かと便利　発酵ソース2種

① 味噌＊ヨーグルトの濃厚ソース

【材料】

味噌……………………………………大さじ1
ヨーグルト（無糖）………………　大さじ3～5

東西の発酵食品が融合したクリーミーでコクのあるソースです。好みでオリーブオイルを少し加えるのもいいでしょう。アボカドやブロッコリー、ジャガイモ、キャベツやキュウリなど、野菜全般のほか、ゆで卵にも合います。

② 塩麹＊豆乳の即席ソース

【材料】

塩麹……………………………………大さじ1
豆乳…………………………………　大さじ1～2

豆乳のクセ（豆くささ）を塩麹の旨みが包み込み、まろやかな仕上がりです。冬は温野菜（カボチャ、れんこん、さといも、にんじん、ごぼうなど）に、夏はサラダ（キュウリ、トマト、アスパラガス、オクラなど）にかけていただきます。

CHOUMOMI RECIPE

夏はさっぱり！
トマト de ヨーグルト

【材料】

トマト ……………… 小1個（または大1／2個）

ヨーグルト（無糖）………………　150～200g

メイプルシロップ ……………………………… 適量

無糖タイプ（または豆乳）のヨーグルトで、サイコロ状にカットしたトマトを和え、好みの量のメイプルシロップをかけて食べます。材料をミキサーにかければ、ヨーグルトドリンクになります。口あたりさっぱり、お腹スッキリの夏の「朝（腸）食」です。メイプルシロップのほか、ハチミツやオリゴ糖でもOKです。これらの甘味には腸内の善玉菌を増やす働きがあります。

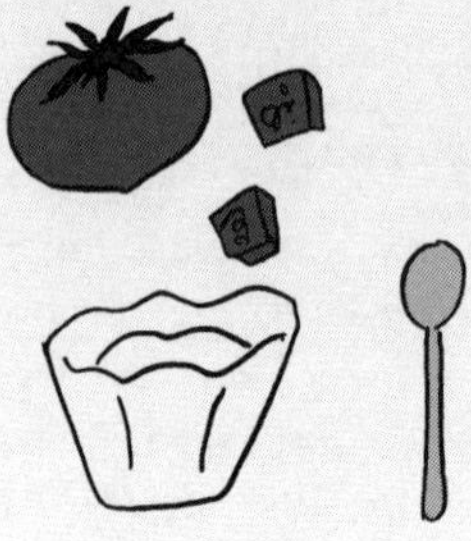

冬はほっこり！
トマト de ポカポカスープ

【材料】

トマト缶（カットタイプ）……………… 1／2缶

味噌（または塩麹）……………………小さじ1

成分無調整豆乳（または水）……50 ～ 100cc

こしょう ……………………………………… 少々

オリーブオイル ……………………………… 適量

鍋にトマトを入れ、沸騰したらこしょうを入れて火を止める。豆乳と味噌を溶きながら加える。器に盛り付け、オリーブオイルをまわしかける。

温かいスープにすることで、トマトの体を冷やす作用を抑えることができます。ここにショウガを少し加えると風味とポカポカ度がアップ。

ご飯（100g程度）を加えてリゾットにしたり、茹でたそうめんを一束入れれば主食に早変わりします。ご飯の代わりに豆腐や水煮大豆にすると、食物繊維とたんぱく質が一度に摂取できます。トマトが旬の時期は生のトマトを使ってください。

ヨーグルトの上澄みで作る自家製豆乳ヨーグルト

【材料】

成分無調整豆乳……………………………　100cc

ヨーグルトの乳清（ホエー）……………大さじ1

※ヨーグルトは無糖タイプ

消毒したフタ付き容器に豆乳と乳清を入れてかきまぜ、30－40度くらいの温度で半日程度置く。
※30度より温度が低いとできあがるまでに時間がかかります

市販のヨーグルトより柔らかいのが特徴。乳清ではなく、ヨーグルトそのものを混ぜてもかまいません（豆乳100ccに対して15g）。できあがったヨーグルトの表面がうすいピンク色になることがありますが、腐敗臭がなければ問題ありません。気になるようであれば、表面をすくい取りましょう。
ぬか漬けや白菜づけで出た水分、水キムチの水分にも乳酸菌がたっぷり入っていますので作ることができます。どの乳酸菌がじぶんの腸とマッチングするか、色々試してみるのも楽しいですね。

朝食にも重宝！
カスタマイズ・シリアルヨーグルト

【材料】

ヨーグルト（無糖または豆乳）… 150 ～ 200 g
小麦ふすま（シリアル）………… 20 ～ 40 g
きな粉 ……………………………… 大さじ 1 ～ 2
ナッツ、ドライフルーツ ……………… 適量
メイプルシロップまたはハチミツ ………… 適量
※材料の分量は加減調節してください

すべての材料を混ぜるだけの噛みごたえのある食物繊維食です。きな粉の代わりに砂糖不使用のココアパウダーを入れてもOK。小麦ふすまのシリアルが苦手な方はグラノーラやフレークをミックスすると食べやすくなります。

ヨーグルトが冷たすぎると感じる方は、レンジで 10 ～ 20 秒ほど温めてから他の材料を入れて召し上がってください。

時間のない朝だけでなく、プチ断食後、小腹が空いた時のデザート、夜中に甘いものが食べたくなった時など、あらゆるシーンで活躍します。

～ 溜めない体になる養腸法 ～

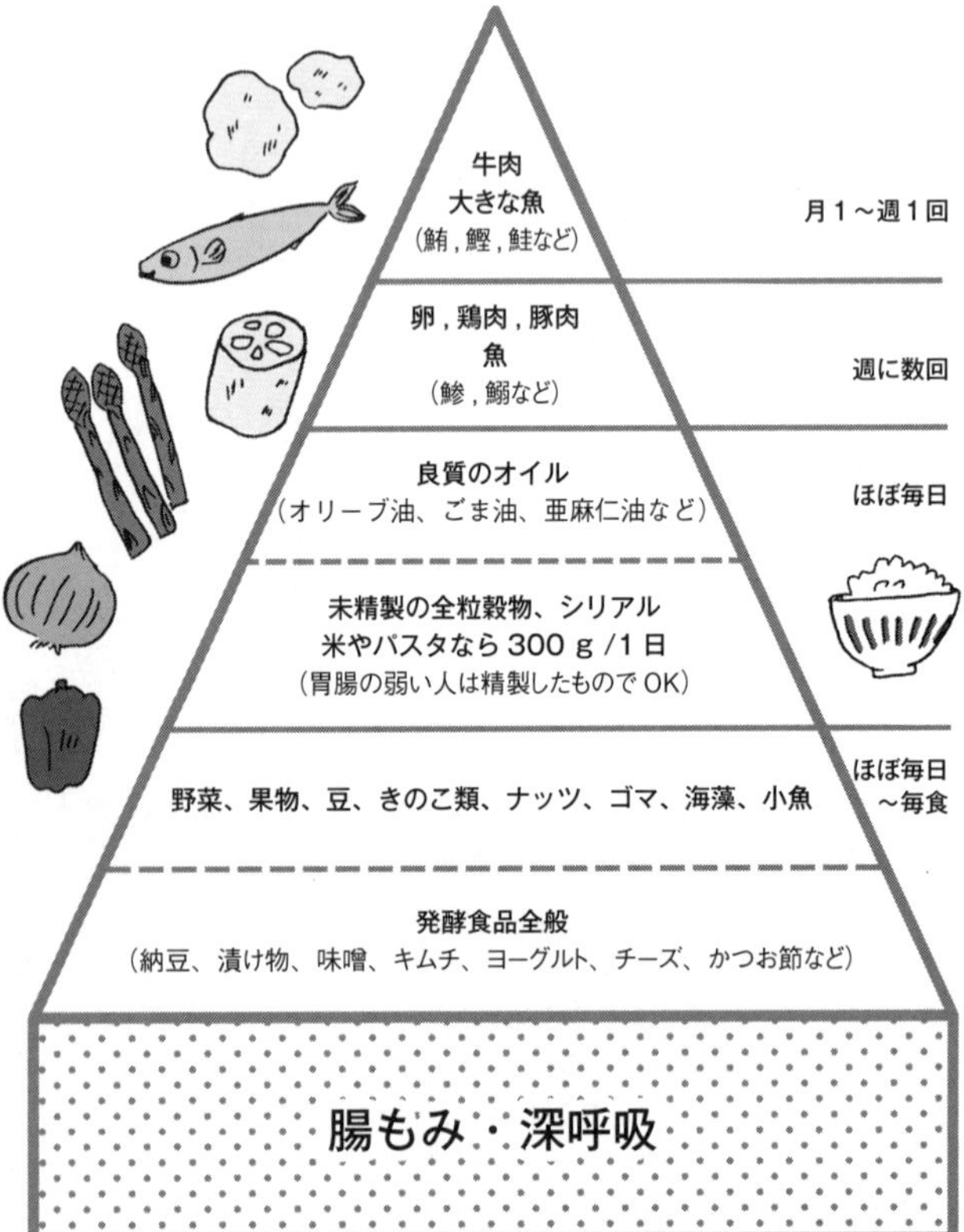
牛肉
大きな魚
（鮪，鰹，鮭など）
月１～週１回
卵，鶏肉，豚肉
魚
（鯵，鰯など）
週に数回
良質のオイル
（オリーブ油、ごま油、亜麻仁油など）
ほぼ毎日
未精製の全粒穀物、シリアル
米やパスタなら 300 g /1 日
（胃腸の弱い人は精製したもので OK）
野菜、果物、豆、きのこ類、ナッツ、ゴマ、海藻、小魚
ほぼ毎日
～毎食
発酵食品全般
（納豆、漬け物、味噌、キムチ、ヨーグルト、チーズ、かつお節など）
腸もみ・深呼吸

食材は5色（赤、黄、白、緑、黒）
調理は7法（切る、焼く、煮る、蒸す、揚げる、発酵、干す）
腹八分目を習慣化
良質のオイルで老い知らず

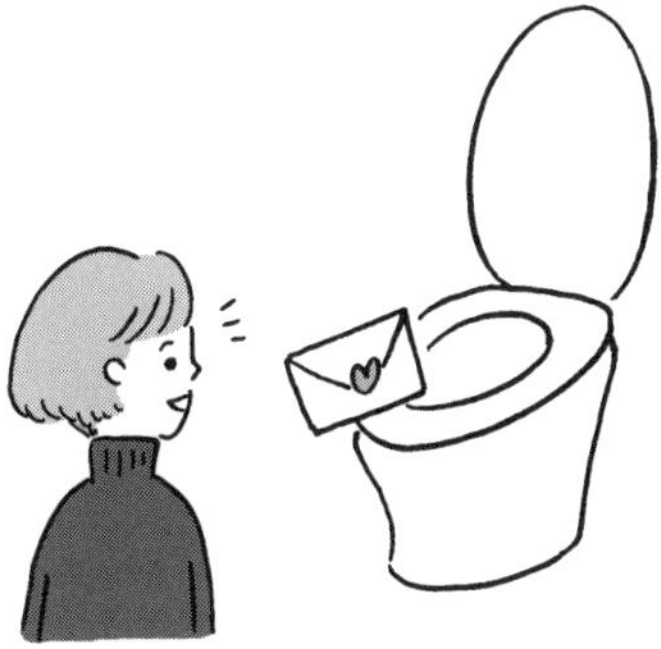

おわりに

暗黒時代を経て

ぽっちゃり体型で便もストレスも溜め放題だった暗黒時代を経て、私は「腸をもむ人」になりました。

以降「腸＝じぶん、腸の元気の先に幸せな人生がある」の想いで腸をもみ、腸が喜ぶ食材や暮らし、心のあり方を探究する日々です。

腸のことを知りたい一心でじぶんの腸をもみ、腸ＬＯＶＥ、腸リスペクトの生活を続けるうちに、気がつけば便秘が理想の便へと変わり、体重もイライラも不安も減り、溜めない腸とじぶんになっていました。

この体験を機に、特別な知識や道具がなくても、「腸が喜ぶことをすれば溜めない体や心になれる！」の考えは揺るぎないものに。腸は手をかけた以上のことを宿主に返してくれる義理堅い子です。どうぞ、ごじぶんの腸を信頼しきってもんでください。

この本はたくさんの方とその方たちの腸のおかげで世に出ることができました。機会を与えてくださった大和書房の長谷川恵子さんをはじめ、関わってくださった皆々さま、「ありがとうございます」の一言で言い尽くせぬほど、ありがたい気持ちでいっぱいです。

そしてもう一人。還暦を過ぎてから腸もみを始め、50年の便秘の歴史に終止符を打ち、何歳から始めても遅くないこと、続けた先に素敵な変化が待っていること、ヒトと腸の可能性が無限であることを教えてくれた母に最大限感謝し、古稀の記念としてこの本を贈ります。

腸に興味があって、図書館で借りて、プレゼントされて、たまたま手にとって。さまざまな形でこの本を手にしてくれたあなたにも、ありがとうございます。この本が少しでもあなたの腸の役に立ち、腸LOVEな方が増えることを、腸も私も腹の底から願っています。

真野わか

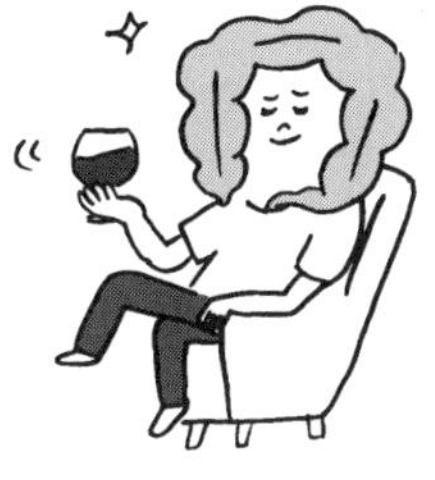

文庫版　あとがき

腸ブームは流行を超えた

少し前までは、テレビのゴールデンタイムで腸について取り上げられることは滅多にありませんでした。多くの方が食事をする夜の7時台に、腸や便について語るだなんて言語道断！　それが今やどの時間帯でも腸について語られる時代になりました。腸の存在価値や可能性が見えてくるほど、腸を取り巻く環境を整えることは「当たり前」になり、数年続いた〝腸ブーム〟は、ブームという薄っぺらな流行りを経て、〝本物〟へと変化しました。

近年、腸は脳だけでなく全身に指令（メッセージ）を出すことがわかってきました。数年後は腸の秘密が今以上に明らかになり、さらなる可能性が見出されていることでしょう。腸と腸もみを愛し、大切にする立場として、腸の可能性が解き明かされる時代に生まれてきた己の強ウン（運）に日々感謝しています。

緻密にして複雑な腸の働きを知れば知るほど、腸をやさしくもんで労わるのは腸の宿主である私たちの役目であり使命であると感じています。腸が本来の働きをすれば、心身は自ずと整います。腸の健康は、自分自身の健康に直結しています。腸が私たちの身体に存在し続ける限り、「我が腸もみは永久に不滅」なのです。

この度、「腸をもむ」を主軸とした文庫版を世に出せたのは、ご担当の大和書房編集部の西山大悟さんのおかげです。キラリと光る魅力的な1冊に仕上がり、心より感謝いたします。

この本を手に取ってくださったあなたにとって、ご自分の腸が、より身近でより大切で愛おしい存在になれば、私以上に、あなたの腸がこの上ない歓びと幸福感に包まれます。腸はあなたの分身であり、あなた自身です。あなたが腸もみを通して腸を大切にする限り、腸もあなたを大切にしてくれます。腸が変わればあなたが変わり、あなたが変われば人生が変わります。あなたの腸が幸せを感じながら、あなたとともにこの先の人生を過ごせますよう。そして、いついつまでもあなたにとって最大にして最高の味方でいてくれますよう、本書を通じてエールを送ります。

真野わか

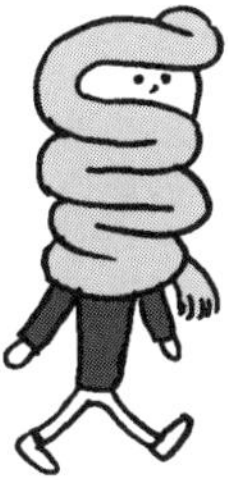

真野わか（まの・わか）
セラピスト。養腸家。（社）養腸Brew理事、日本養腸セラピー協会会長。腸もみ・食・心のあり方で腸をととのえる〝養腸®〟を提唱。施術、スクール講師、講演活動などを通して、溜めない体や心づくりを目指す独自の腸もみメソッドの普及に努める。
主な著書に『腸はなんでも知っている！』（祥伝社黄金文庫）、『腸のトップセラピストが教える～1分腸マッサージダイエット』（ワニブックス）、『1日3分腸もみ足裏もみダイエット』（主婦の友社）がある。

＊本作品は小社より二〇一三年一二月に刊行された『日本一の腸もみプロが教える、腸もみで腸そうじ――溜めるから太る・疲れる』を改題し、再編集して文庫化したものです。

だいわ文庫

1日《にち》1分《ぷん》 腸《ちょう》もみ

著者 真《ま》野《の》わか
二〇一九年一月一五日第一刷発行

発行者 佐藤 靖
発行所 大和《だいわ》書房
東京都文京区関口一―三三―四 〒一一二―〇〇一四
電話 〇三―三二〇三―四五一一

フォーマットデザイン 鈴木成一デザイン室
本文デザイン 荻原佐織（Passage）
イラスト tent
校正 メイ
本文印刷 信毎書籍印刷
カバー印刷 山一印刷
製本 小泉製本

ISBN978-4-479-30739-6
乱丁本・落丁本はお取り替えいたします。
http://www.daiwashobo.co.jp